V&R

Rainer Sandweg (Hg.)

Chronischer Schmerz und Zivilisation

Organstörungen, psychische Prozesse und gesellschaftliche Bedingtheiten

Mit 12 Abbildungen und 3 Tabellen

Vandenhoeck & Ruprecht

Bibliografische Informationen Der Deutschen Bibliothek

Die Deutsche Bibliothek verzeichnet diese Publikation
in der Deutschen Nationalbibliografie;
detaillierte bibliografische Daten sind im Internet
über ‹http://dnb.ddb.de› abrufbar.

ISBN 3-525-46220-4

Printed in Germany.
Schrift: Minion
Herstellung: SchwabScantechnik, Göttingen
Druck und Bindung: Hubert & Co., Göttingen

Gedruckt auf alterungsbeständigem Papier.

Inhalt

Vorwort

Zehn Jahre Stiftung. Vom intrapersonellen zum interpersonellen Krankheitsverständnis

Die Stiftung »Psychosomatik der Wirbelsäulenerkrankungen« hat sich die Erforschung der seelischen Zusammenhänge bei Erkrankungen des Bewegungssystems zur Aufgabe gemacht. Hierzu wurden in den letzten zehn Jahren regelmäßig Tagungen gehalten und ein Forschungsprojekt gefördert.

Die *Tagungen* fanden bis auf eine Ausnahme in verschiedenen Rehabilitationskliniken in Deutschland statt. 1998 waren wir auf Einladung von Professor Gerd Rudolf Gast der Universität Heidelberg.

Die erste Tagung im November 1992 beschrieb ein wissenschaftliches Feld, das damals in Deutschland noch wenig bearbeitet war. Zehn Jahre später darf man sagen, dass sich die psychosoziale Seite der Erkrankungen des Bewegungssystems großer wissenschaftlicher Beachtung erfreut – sowohl an einigen Universitäten als auch im Versorgungsbereich, namentlich der psychosomatischen Rehabilitationskliniken.

Die Teilnehmer der Tagungen kamen aus unterschiedlichen Tätigkeitsfeldern und Berufen. Als Ausrichter der Tagungen war es uns immer wichtig zu betonen, dass wir es mit Fragestellungen zu tun hatten, bei denen keiner der Beteiligten von vornherein genau wusste, in welche Richtung die Antwort ging. Dementsprechend haben wir uns bemüht, auf diesen Tagungen ein Klima des Zuhörens und der Toleranz zu schaffen. Das bedeutete, dass auch Meinungen und Ideen willkommen waren, die noch nicht durch nomothetische Verfahren gesichert waren. Gleichwohl war es uns auch wichtig, die Zahl der gesicherten Erkenntnisse durch korrekte wissenschaftliche Arbeit zu vergrößern. Gerade diese Mischung aus Ideenproduktion und wissenschaftlicher Absicherung halte ich nach wie vor für wichtig, und ich fühle mich nach zehn Jahren Beschäftigung mit dem Thema in dieser Haltung bestärkt. Denn es ist trotz weltweiter naturwissenschaftlicher Forschung über die Erkrankungen des Bewegungssystems und – eng damit verbunden – mit dem chronischen Schmerz eher eine bescheidene Menge von Erkenntnissen über dieses Thema zustande gekommen, welche die Kriterien der evidenzbasierten Medizin erfüllen.

Es ist aber in den Jahren eine Wandlung – oder besser gesagt: Erweiterung – der Fragestellung entstanden. Dachten wir zu Beginn unserer Arbeit zunächst an einen intrapersonellen Prozess, der uns in der Erklärung von Zuständen wie den chronischen Rückenschmerzen oder der Fibromyalgie wesentlich weiterbringen würde, so mussten wir mit der Zeit feststellen, dass soziale Einflussfaktoren – also ein interpersonelles Geschehen – offenbar bei diesen chronischen Schmerzzuständen eine wesentliche Rolle spielen. Namentlich die häufige Verbindung von Inanspruchnahme von sozialen Kompensationsleistungen und das reziproke Verhältnis von Therapie und Rentenwunsch haben uns dafür sensibel gemacht, dass es vermutlich nicht nur der einzelne Kranke ist, der unsere Beachtung verdient, sondern auch die Bedingungen, unter denen er lebt.

Schon die Titel der einzelnen Tagungen machen deutlich, dass es um das Spannungsfeld von Individuum und Gesellschaft geht, dabei gleichzeitig immer auch um den Wechsel von Erkundung neuer Ideen und deren wissenschaftlicher Validierung.

Die Förderung von *wissenschaftlichen Projekten* durch die Stiftung ist eng mit der Psychosomatischen Klinik in den Bliestal-Kliniken und den dort tätigen Menschen verbunden. Zunächst einmal ist es alles andere als selbstverständlich, dass das Kollegium einer Einrichtung der Regelversorgung die umfangreichen Arbeiten der Datenerhebung mitorganisiert und durchführt. Allen beteiligten Mitarbeitern der Klinik sei an dieser Stelle für ihre Mühe und Geduld gedankt. Die wissenschaftliche Arbeit ist neben meiner Person mit drei Namen verbunden: von 1992 bis 1994 Dipl.-Psych. Dr. rer. nat. Cornelia Sänger-Alt, von 1994 bis 1999 Dipl.-Psych. Dr. phil.

Heiko Riedel und seit 1999 Dipl.-Psych. Kathrin Bernardy. Sie haben der Arbeit wissenschaftliche Kompetenz, organisatorisches Geschick und Arbeitseinsatz zur Verfügung gestellt und wesentlich dazu beigetragen, dass die Forschungsarbeit kontinuierlich Früchte tragen konnte.

Von 1993 bis 1998 wurde eine umfangreiche Studie an 250 Patienten mit psychoorthopädischen Leiden durchgeführt. Seit 1999 läuft eine von der Datenerhebung noch umfangreichere Studie über Fibromyalgie. In beiden Studien interessieren mehrere Fragen: Welche Menschen erkranken? Wie sind sie zu behandeln und mit welchen Methoden erreicht man welche Ergebnisse? Die Resultate haben wir in etlichen Arbeiten veröffentlicht, nicht zuletzt in den Readern der jährlichen Tagungen der Stiftung, aber auch in anderen Publikationsorganen und auf nationalen wie internationalen Kongressen.

Eine kursorische Zusammenfassung der Ergebnisse der ersten Studie soll zeigen, wie wir uns von der rein psychologischen (intrapersonellen) Betrachtungsweise auf einen sozialen, also interpersonellen Ansatz zubewegt haben. Dies mag gleichzeitig das Thema der diesjährigen Tagung erläutern.

Auf der ersten Tagung stellten wir 1992 in Blieskastel das Design der Studie vor. Kernstück der Erhebung war (und ist es noch heute) der Soziale und Kommunikative Befundbogen von Rudolf. Allein die Anwendung dieses Erhebungsinstruments deutet schon die Richtung unserer Untersuchungen an. Es handelt sich um einen Fragebogen mit knapp 180 Items, die aus der psychoanalytischen Beschreibung vieler neurotischer und psychosomatischer Patienten entwickelt worden sind. Mit diesem Fragebogen wird versucht, die Beschwerden, Erlebnisverarbeitung und Interaktionen von seelisch kranken Menschen zu erfassen.

Auf der 4. Fachtagung, wiederum in Blieskastel, konnten wir 1995 erste Ergebnisse zeigen: Bei der Beschreibung der Patienten fiel auf, dass bestimmte Ich-Funktionen, die der Regulierung von Gefühlen zu anderen dienen, schlechter entwickelt waren, als die Ich-Funktionen, die mehr der kognitiven Daseinsbewältigung dienen.

In Bad Pyrmont teilten wir 1996 Ergebnisse mit, die alle darauf hinwiesen, dass die emotionale Ansprechbarkeit der günstigste Prädiktor für eine aussichtsreiche Therapie war, und nicht, wie allgemein in der Psychotherapie angenommen, die Einsicht in die Psychogenese oder verständliche psychodynamische Zusammenhänge. Gleichzeitig fanden wir, dass die Einschätzung der Schmerzstärke durch die Patienten von affektiven und nicht von kognitiven Faktoren bestimmt war.

1998 teilten wir in Heidelberg die Ergebnisse der Drei-Jahres-Katamnese mit, der zufolge deutliche Verbesserungen der Symptomatik nach drei Jahren in über 50 Prozent der Fälle vorhanden waren. Vor allem die Stabilität des Behandlungsergebnisses erschien uns bemerkenswert. Außerdem konnten wir einen weiteren Prädiktor ausfindig machen, der zum ersten Mal auf das interpersonelle Geschehen hinwies: Die Wahrscheinlichkeit eines positiven Behandlungserfolgs war höher, wenn sich im Laufe der Behandlung die Verständigung zwischen Arzt und Patienten verbessert hatte.

Im weiteren Verlauf unserer Arbeit stießen wir auf einen der negativsten Prädiktoren für das Behandlungsergebnis, nämlich den Rentenwunsch. Nicht nur das schon eingeleitete Rentenverfahren oder der erklärte Rentenwunsch, sondern auch die heimliche Vorstellung »Mir steht eigentlich eine Rente zu« schränkten die Behandlungsergebnisse erheblich ein. Interessanterweise wird dieser latente Rentenwunsch vom Arzt nicht bemerkt. Anhand statistischer Vergleiche von Patienten mit manifestem, latentem und ohne Rentenwunsch konnten wir die Hypothese aufstellen, dass eine neurotische Störung in dem Moment zum Kommunikationsproblem wird, wenn das Problem durch den Wunsch nach Hilfe durch die Solidaritätsgemeinschaft externalisiert wird. Die Folge ist dann ein narzisstischer Rückzug. Auf der achten Fachtagung in Wandlitz trugen wir diesen Befund vor. Die Tagung beschäftigte sich vor allem mit Fragen der Chronifizierung. Durch unsere Befunde fühlten wir uns ermutigt anzunehmen, dass dieser Weg des Patienten – von der neurotischen Störung über die Kommunikationsstörung bei der Externalisierung seines Problems – einen wesentlichen Faktor der Entwicklung von chronischen Beschwerden darstellt. In den Jahren 2000 bis 2002 haben wir das Thema Rentenwunsch und Rentenschicksal weiter verfolgt. Interessant, aber nicht unerwartet ist: Es wird jenen Patienten eine Rente gewährt, die röntgenologisch nachweisbare Veränderungen des Skelettsystems aufweisen. Offenbar werden in der derzeitigen Gutachtenpraxis psychosoziale Folgen der Erkrankung weinig berücksichtigt. Ein weiterer Befund war, dass Patienten mit frühzeitiger Rente fünf Jahre nach Entlassung aus der stationären Behandlung keine Verbesserung ihres Befindens mitteilen, im Gegensatz zu denjenigen, die keine Rente erhalten hatten. Ist also unser Begutachtungssystem so gut, dass die Richtigen in Rente geschickt werden? Oder bewirkt die Vorenthaltung der Rente eine Hinwendung zur Aktivität? Oder muss man annehmen, dass die Beschwerden dann aufrechterhalten bleiben, wenn sie zur Legitimation von sozialen Kompensationsleistungen dienen? Diese Fragen können durch die bisherigen Forschungsergebnisse nicht eindeutig beantwortet werden, weitere Studien sind dazu notwendig.

Die ersten deskriptiven Ergebnisse aus der laufenden Fibromyalgie-Studie lassen ebenfalls vermuten, dass diese Erkrankung etwas damit zu tun hat, wie die Betroffenen sich in der Gemeinschaft zurechtfinden: Es fällt nämlich auf, dass sie offenbar ein Problem mit der Leistungsbereitschaft (Action-Proneness) oder Tüchtigkeit haben. Bei Gesunden findet man ein ausgeglichenes Verhältnis von Arbeitszufriedenheit und Arbeitseinsatz. Hingegen neigen die Fibromyalgiekranken dazu, auch dann noch hohe Leistungsbereitschaft zu zeigen, wenn sie mit der Arbeit nicht zufrieden sind. Dieses Übermaß an Leistungsbereitschaft wird so lange aufrechterhalten, bis die Patienten durch die Symptomatik zu einer passiven Haltung gezwungen werden.

Wir haben in den vergangenen zehn Jahren erleben können, dass das Interesse an den Erkrankungen des Bewegungssystems erheblich angewachsen ist. Nicht immer gilt das Interesse rein wissenschaftlichen Fragestellungen, sondern auch Fragen der angemessenen und erfolgreichen Behandlung. Nicht alles, was an Behandlungsangeboten auf dem Markt ist, kann man als angemessen und erfolgreich bezeichnen. Der chronische Schmerz ist auch Gegenstand merkantiler Interessen geworden. Insofern können wir uns glücklich schätzen, dass wir durch die Stiftung die Möglichkeit haben, unabhängig von wirtschaftlichen oder sonstigen Interessen einen Anteil daran zu haben, das Wissen um den chronischen Schmerz zu erweitern und publik zu machen. Dieser Aufgabe möchten wir uns auch in Zukunft widmen.

Rainer Sandweg

Tagungsbände der Stiftung »Psychosomatik der Wirbelsäulenerkrankungen«

Tagung 1992 in Blieskastel

Sandweg, R. (Hg.) (1993): Psychosomatik der Wirbelsäule. Heidelberg.

Tagung 1994 in Freyung

Bödefeld, P.; Sandweg, R.; Riedel, H. (Hg.) (1996): »Miteinander reden« – verschiedene Sichten und Ansichten zum chronischen Rückenschmerz. Blieskastel.

Tagung 1995 in Blieskastel

Riedel, H.; Sandweg, R. (Hg.) (1996): Die Behandlung der psychosomatischen Erkrankungen des Bewegungssystems und ihre Ergebnisse. Blieskastel.

Tagung 1996 in Bad Pyrmont

Merholz, J. K.; van der Mei, S. H. (Hg.) (1998): Psychosomatik der Bewegungsorgane. Motivation der Patienten. Differentielle Therapieindikation. Frankfurt a. M. u. a.

Tagung 1998 in Heidelberg

Riedel, H.; Henningsen, P. (Hg.) (1998): Die Behandlung chronischer Rückenschmerzen: Grundlagen – Therapiekonzepte – offene Fragen. Blieskastel.

Tagung 1999 in Malente

Peschel, U.; Sandweg, R. (Hg.) (2000): Therapiekonzepte und Therapieerfahrungen bei chronischen Schmerzen des Bewegungssystems. Blieskastel.

Tagung 2000 in Berlin

Münch, J.; Bernardy, K.; Rohner, R. (Hg.) (2001): Schmerzen und Chronifizierungsprozesse. Blieskastel.

Tagung 2001 in Isny-Neutrauchburg

Schirmer K. P.; Bernardy, K.; Glettler, G. (Hg.) (2002): Interdisziplinäre Therapie chronischer Schmerzsyndrome der Bewegungsorgane. Blieskastel.

Veröffentlichungen aus den Stiftungsprojekten

Sandweg, R.; Sänger-Alt, C.; Rudolf, G. (1992): Psychopathologischer Befund und Behandlungsergebnisse bei Rentenantragsstellern. Der Nervenarzt.

Sandweg, R.; Sänger-Alt, C. (1993): Psychotherapieforschung bei Patienten mit psychosomatischen Erkrankungen des Wirbelsäule. In: Sandweg, R. (Hg.), Psychosomatik der Wirbelsäule. Heidelberg.

Sandweg, R. (1995): Kooperation – Probleme der Zusammenarbeit von Psychosomatikern und Orthopäden. In: Münch, J.; Zacharias, W. (Hg.), Psychosomatik der Wirbelsäule »Stufen der Annäherung«. 2. Aufl. Wandlitz.

Sandweg, R. (1996): Zwanghaftigkeit bei Erkrankungen der Wirbelsäule: Symptom-Abwehrhaltung oder Folge. In: Bödefeld, P.; Sandweg, R.; Riedel, H. (Hg.), »Miteinander reden« – verschiedene Sichten und Ansichten zum chronischen Rückenschmerz. Blieskastel.

Sandweg, R.; Riedel, H. (1996): Psycho-orthopädische Rehabilitation: Vorstellung eines Katamneseprojektes mit ersten Ergebnissen. In: Riedel, H.; Sandweg, R. (Hg.), Die Behandlung der psychosomatischen Erkrankungen des Bewegungssystems und ihre Ergebnisse. Blieskastel.

Sandweg, R.; Riedel, H. (1997): Körperorientierte Behandlungstechnik in der Psychosomatik und ihre Ergebnisse am Beispiel der Erkrankungen des Bewegungssystems – Erste Ergebnisse einer empirischen Studie. In: Handeln – Ausdrucksform psychosomatischer Krankheit und Faktor der Therapie. Frankfurt a. M.

Sandweg, R.; Riedel, H. (1997): Psychotherapeutische Theorie und Behandlungswirklichkeit – Hypothesen zum psychotherapeutischen Denk- und Handlungsmodell auf der Grundlage einer empirischen Studie zur Psychosomatik des Bewegungssystems. In: Psychotherapeutische Medizin – Ankunft in der Praxis.

Sandweg, R.; H. Riedel (1998): Gibt es Prädiktoren des Therapieerfolges? In: Riedel, H.; Henningsen, P. (Hg.), Die Behandlung chronischer Rückenschmerzen: Grundlagen – Therapiekonzepte – offene Fragen. Blieskastel.

Riedel, H. (2000): Fraktionierte stationäre Psychotherapie – Selbst- und Fremdevaluierte Ergebnisse eines integrativ orientierten Behandlungsansatzes bei chronischen Erkrankungen des Bewegungssystems. In: Peschel, U.;

Sandweg, R. (Hg.) (2000): Therapiekonzepte und Therapieerfahrungen bei chronischen Schmerzen des Bewegungssystems. Blieskastel 2000.

Sandweg, R.; Riedel, H.; Finkbeiner, G. F. (2000): »Der Wunsch nach sozialen Kompensationsleistungen und das Behandlungsergebnis«. Nervenheilkunde 2: 91–97.

Sandweg, R.; Bernardy, K. (2001): Prädiktoren des kurz- und langfristigen Therapieerfolges in der psychosomatischen Rehabilitation muskuloskelettaler Erkrankungen. In: VDR (Hg.), DRV-Schriften, Bd. 26, Wissenstransfer zwischen Forschung und Praxis. Frankfurt a. M.

Bernardy, K.; Sandweg, R. (2001): Prognostic factors of short- and long-term success in multidisciplinary treatment of musculo-skeletal diseases. 7th European Congress of Research in Rehabilitation, Abstracts.

Bernardy, K.; Sandweg, R. (2001): 5 Jahre danach – Zur Stabilität von Behandlungserfolgen in der psychosomatischen Rehabiliation muskuloskelettaler Erkrankungen. In: Münch J.; Bernardy, K.; Rohner, R. (Hg.), Schmerzen und Chronifizierungsprozesse. Blieskastel.

Sandweg, R. (2001): Zur Chronifizierung psychosomatischer Erkrankungen des Bewegungssystems. In: Münch J.; Bernardy, K.; Rohner, R. (Hg.), Schmerzen und Chronifizierungsprozesse. Blieskastel.

Sandweg, R.; Bernardy, K.; Riedel, H. (2001): Prädiktoren des Behandlungserfolges in der stationären psychosomatischen Rehabilitation muskuloskelettaler Erkrankungen. Psychotherapie, Psychosomatik, Medizinische Psychologie 51: 394–402.

Bernardy, K. (2001): Zum Stand der Fibromyalgie Forschung. Optimisten, Mitgliederzeitung der Deutschen Fibromyalgie-Vereinigung 4/2001.

Sandweg, R.; Bernardy, K.; Finkbeiner, G. F. (2001): Integrative Behandlung bei chronischen Schmerzpatienten: Eine 5-Jahres-Katamnese. Orthopädische Praxis 38 (2): 105–108.

Bernardy, K.; Sandweg R.; Finkbeiner, G. F. (2002): Objektive Befunde und Behandlungsverlauf. In: Schirmer, K. P.; Bernardy, K.; Glettler G. (Hg.), Interdisziplinäre Therapie chronischer Schmerzsyndrome der Bewegungsorgane. Blieskastel.

Sandweg, R. (2002): Tiefenpsychologische Gruppentherapie chronischer Schmerzen. In: Schirmer, K. P.; Bernardy, K.; Glettler G. (Hg.), Interdisziplinäre Therapie chronischer Schmerzsyndrome der Bewegungsorgane. Blieskastel.

Sandweg, R.; Bernardy, K. (2002): Vorboten der Frühreente. In: VDR (Hg.), DRV-Schriften, Bd. 33, Teilhabe durch Rehabilitation. Frankfurt a. M.

Bernardy, K.; Sandweg, R. (2002): Krankheitsverlauf nach vorzeitiger Berentung, 11. In: VDR (Hg.) DRV-Schriften, Bd. 33, Teilhabe durch Rehabilitation. Frankfurt a. M.

Sandweg, R. (2002): Chronischer Schmerz und Arbeitsklima – Über Mobbing, Bossing und andere Faktoren. Der Schmerz 16 (Suppl. 1): 5.

Bernardy, K.; Sandweg, R. (in Vorb.): Frühberentung: Bedingung und Folgen. Der Nervenarzt.

Bernardy, K.; Sandweg, R.; Angenete, I. (2003): Prädiktoren der Schwere von depressiven Störungen bei Fibromyalgie-Patienten. In: VDR (Hg.), DRV-Schriften, Bd. 40, Rehabilitation im Gesundheitswesen. Frankfurt a. M.
Bernardy, K.; Kirsch, A. (in Vorb.): Fibromyalgie und mimischer Affektausdruck.

Rainer Sandweg

Chronischer Schmerz und Arbeitsplatzprobleme

Arbeitsplatzprobleme als Auslösesituation

Probleme mit der Arbeit und dem Arbeitsplatz haben sich in der psychosomatischen Medizin in den vergangenen 15 Jahren als ein wesentlicher auslösender Faktor für viele seelische und psychosomatische Krankheitszeichen erwiesen. Etwa im gleichen Zeitraum hat die Bedeutung chronischer Schmerzzustände zugenommen und ist zunehmend ins Licht der öffentlichen Aufmerksamkeit getreten. Dies gilt vor allem für die Erkrankungen des Bewegungssystems, hier besonders chronische Rückenschmerzen und Fibromyalgie. Über die sozialen und ökonomischen Folgen dieser Tatsache ist in den letzten Jahren viel publiziert worden (Rohling et al. 1995).

Ob und wie weit die Zunahme chronischer Schmerzzustände und die offenbar wachsende Häufigkeit von Arbeitsplatzproblemen miteinander zu tun haben oder gar voneinander abhängig sind, ist vermutlich weder aus medizinischer noch aus psychologischer Sicht allein befriedigend zu klären. Es hat immer wieder Häufungen von Krankheitszuständen gegeben, beispielsweise die Hysterie am Ausgang des 19. Jahrhunderts, die Kriegszitterer in und nach dem Ersten Weltkrieg oder die so genannte Managerkrankheit in den fünfziger und sechziger Jahren. Es ist schwierig, genau festzustellen, ob ein Krankheitsbild tatsächlich zugenommen hat, ob es lediglich mehr Beachtung gefunden oder endlich eine Bezeichnung erhalten hat, wie dies bei der Fibromyalgie der Fall zu sein scheint.

Arbeitsplatzprobleme und in deren Folge seelische und psychosomatische Erkrankungen scheinen just in der Zeit an Bedeutung gewonnen haben, in der offenbar das Recht auf Arbeit nicht mehr als ein von allen für selbstverständlich gehaltenes Gut gilt.

Ein 53-jähriger Bankangestellter erkrankte heftig an Muskel- und Gelenkschmerzen sowie an depressiven Verstimmungen. Letztere setzte er in ursächlichen Zusammenhang mit den ständigen Schmerzen, die er zu erdulden hatte. Zwar kannte er sein ganzes Leben lang schon Rückenschmerzen, die sich besonders in der Schulter- und Nackenregion abspielten, aber er hatte ihnen nie besondere Bedeutung zugemessen, da sie halbwegs erträglich waren. Die nun neu hinzugekommenen Schmerzen waren von ganz anderer Qualität und Intensität. Sie waren unerträglich, er fühlte sich »wie grün und blau geschlagen«, hatte Tag und Nacht keine Ruhe, die Schlaflosigkeit führte zudem zu einem Gefühl der chronischen Erschöpfung, sodass er sich etwa sechs Monate vor seinem stationären Aufenthalt hatte krank schreiben lassen müssen. Das war eine für ihn völlig neue und unerträgliche Situation, denn in den mehr als 30 Jahren seiner Berufstätigkeit war er – wie er nicht ohne Stolz berichtete – »nicht einmal krank gewesen«.

Umfängliche medizinische und apparativ gestützte Untersuchungen hatten lediglich degenerative und statische Veränderungen der Wirbelsäule ergeben, die ein altersentsprechendes Maß nicht überschritten und keinesfalls zur Erklärung des dramatischen Krankheitsbilds dienen konnten. Auch rheumatologische Untersuchungen hatten keine befriedigende Erklärung liefern können. Zu seiner Empörung veranlasste der Medizinische Dienst sogar die Untersuchung durch einen Nervenarzt, der schließlich den Aufenthalt in einer Psychosomatischen Klinik empfahl.

Zur Untersuchung erschien ein ruhiger, stiller Mann. Sein Äußeres, sein Ausdruck, die Art, wie er sein Leben und seine Zukunft schilderte, zeigten jene stille Form von Traurigkeit und Resignation, wie sie nur in langen Jahren entstehen kann. Die ständigen Schmerzen und die dadurch bedingten Einschränkungen seiner Bewegungsmöglichkeiten machten ihn verzweifelt und hoffnungslos, ganz zu schweigen von den weiteren beruflichen Aussichten. Er lebte allein, sein Arbeitsplatz war durch einen anderen besetzt worden und ihm war nahe gelegt worden, die Rente einzureichen, wenn die jetzige Rehabilitation nicht zu einer durchgreifenden Verbesserung führen sollte. Es stellte sich bald heraus, dass seine stille, aggressionslose Art gerade zu jener beruflichen Situation geführt hatte, die zeitgleich mit dem Beginn der explosionsartig sich ausbreitenden Schmerzen gestanden hatte:

Viele Jahre hatte er in einer Bank als Sachbearbeiter seinen Dienst versehen, zufrieden mit dem, was er leistete und was er dafür bekam. Das Unglück begann, als seine Bank mit einer anderen fusionierte und ein junger, dynamischer Zweigstellenleiter ein neues Organisationsprinzip einführte. Jeder Mitarbeiter der Bank hatte nunmehr alle anfallenden Leistungen zu erbringen, was für den Patienten bedeutete, täglich Schalterdienst zu verrichten. Eine Tätigkeit, für die er sich wegen seiner Schüchternheit im Umgang mit Menschen immer als wenig geeignet gehalten hatte. Er wurde von seinem Vorgesetzten wegen mangelnder Kundenorientiertheit kritisiert. Als er schließlich begann, sich zu wehren, indem er deutlich machte, dass er um seine mangelnde Fähigkeit im Umgang mit Menschen sehr wohl gewusst habe und deshalb Jahrzehnte an einer Stelle gearbeitet habe, wo dies nicht von ihm verlangt worden sei, beraumte sein Vorgesetzter ein Konfliktgespräch mit ihm in der Zentrale der Bank an. Hier wurde ihm bedeutet, dass er sich den veränderten Anforderungen zu stellen habe, anderenfalls müsse man sich von ihm trennen. Er wisse schließlich, dass das Unternehmen, für das er jetzt arbeite, sowieso zu viele Mitarbeiter habe. Er war wie vor den Kopf geschlagen, er verstand die Welt nicht mehr, sein jahrzehntelanger Einsatz für das Unternehmen galt nichts mehr, seine Vorstellung, er habe sich mit seinem Engagement für seine künftigen Arbeitsjahre ein gesichertes Einkommen verdient, waren zunichte.

Eine kurze Darstellung seiner Lebensgeschichte liefert einiges an Erklärung dafür, warum der Patient grade zum Zeitpunkt der krisenhaften beruflichen Entwicklung an einer chronischen Schmerzsymptomatik erkrankte:

Er wurde in den letzten Jahren des Zweiten Weltkriegs geboren. Der Vater kehrte nicht zurück. Seine Mutter war eine außerordentlich harte Frau. Sie verdiente den Lebensunterhalt als Verwaltungsangestellte. Der Patient blieb in den ersten fünf Lebensjahren bis zu deren Tod in der Obhut der Großmutter mütterlicherseits. Schon früh begann die Mutter, den Knaben, wenn er etwas angestellt hatte, mit einer eigens dafür bereit liegenden »Eisenstange« zu verprügeln. »Manchmal hatte ich Angst, sie würde mich tot schlagen. Aber wenn sie nicht erzürnt war, konnte sie auch sehr lieb zu mir sein. Oft hat sie mich ihr Ein und Alles genannt.« In der Schule war er eher still und zurückgezogen. Auseinandersetzungen ging er aus dem Weg. Er war ein recht guter Schüler. Nach der Mittleren Reife ging er – dem Wunsch der Mutter entsprechend – in eine Banklehre. Er blieb und arbeitete dort über drei Jahrzehnte. Spät lernte er eine Frau kennen. Die Beziehung ging über drei Jahre. Sie wollte heiraten, er zögerte. Schließlich warf sie ihm seine Unentschlossenheit vor und verließ ihn. Er hat es nicht wieder versucht. Er richtete sich sein Leben als Junggeselle ein, entdeckte seine Liebe fürs Radfahren. Dort hatte er auch einige, wenn auch meist oberflächliche Kontakte. Bis zu der geschilderten Katastrophe war er mit seinem Leben halbwegs zufrieden, hatte einen eigenen Hausstand, den er selbst versorgte und für das Alter einige Ersparnisse zurückgelegt.

Die drohende Entlassung, die sicher dabei entstehende Wut und Hilflosigkeit werden unbewusst alte Erinnerungen wach gerufen haben, eben auch körperlich. Erinnerungen, in denen er grün und blau geschlagen wurde. Der Schmerz tritt als Teil der Erinnerung auf und zwar in dem Moment, als er beginnt, sich zu wehren. In solchen Fällen hatte er früher die »Eisenstange« der Mutter zu spüren bekommen.

Typisch erscheint, dass die Schmerzen in einer Lebenssituation auftreten, in der dem Patienten der berufliche Boden unter den Füßen weggerissen wird. Auch die damit verbundene Herabsetzung und Unterstellung von Unfähigkeit sind typisch für eine auslösende Situation (Egle et al. 2003). Es scheint so, als ob bei diesen Kranken das Selbstwertgefühl so sehr von der beruflichen Tüchtigkeit aufrechterhalten wird, dass es zum Zusammenbruch kommt, wenn die berufliche Identität in Frage gestellt wird. Nicht zuletzt ist an diesem Fallbeispiel die Reinszenierung einer früh erlittenen Traumatisierung typisch. Er wurde angegriffen und versuchte sich zu wehren. Als Kind bekam er in solchen Fällen schreckliche Prügel, im Erwachsenenalter trat der Schmerz als Teil der Erinnerung in einer vom Wesen her vergleichbaren Lebenssituation wieder auf. Man hat dieses Phänomen als Körpergedächtnis bezeichnet. Meine psychodynamische Interpretation, dass seelischer Schmerz als körperlicher Schmerz empfunden werden kann, hat wie alle psychodynamischen Erklärungsmodelle hypothetischen Charakter, allerdings kann man an der Tatsache nicht vorbeisehen, dass ähnliche Kränkungen und Verletzungen in vielen Lebensgeschichten von Schmerzkranken zu finden sind. Neurobiologische Befunde zum Gedächtnis sind in neuerer Zeit dahingehend interpretiert worden, dass Gedächtnis in Form eines assoziativen Netzwerks entsteht, in welchem alle Wahrnehmungen und Affekte miteinander verbunden sind, die mit dem zu erinnernden Ereignis in Zusammenhang stehen. Dieses assoziative Netzwerk kann durch rezente Ereignisse aktiviert werden, auch wenn nur Teilaspekte des ursprünglichen Ereignisses berührt sind. So kann ein seelisches Erleben – beispielsweise eine Kränkung – durchaus die alte Erinnerung wachrufen, in der neben der Kränkung auch ein körperlicher Schmerz erlebt wurde.

Nicht immer berichten die Patienten davon spontan. Oft sind

die Erinnerungen so schambesetzt, dass man Geduld und Interesse braucht, um davon berichtet zu bekommen.

Action-Proneness als Bedingung für arbeitsbedingte Erkrankungen

In einer berühmt gewordenen Arbeit mit dem Titel »›Psychogenic Pain‹ and the Pain Prone Patient« hat George L. N. Engel 1959 den schmerzanfälligen Patienten beschrieben und einige Faktoren genannt, welche die Entstehung des Chronischen Schmerzes wahrscheinlich werden lassen. Engel sprach von der *adaptiven Rolle des Schmerzes* und erläuterte:

»Beginnend mit einem primitiven Schutzsystem entwickelt sich der Schmerz zu einem komplexen seelischen Mechanismus, Teil des Systems, mit dem sich Menschen in ihrer Umwelt halten. Sowohl als Warnsystem als auch als Abwehrmechanismus hilft der Schmerz, unangenehmere Gefühle oder Erfahrungen zu vermeiden, er kann sogar zu bestimmten Gratifikationen verhelfen, allerdings hat das seinen Preis« (Engel 1959; Übers. v. Verf.).

Als noch unangenehmere Zustände beschrieb Engel vor allem Schuldgefühle und das Gefühl, verlassen zu werden.

Diese psychodynamische Interpretation hat eine neue Sichtweise des Schmerzes eröffnet. Vieles von dem können wir aus heutiger Erfahrung bestätigen, allerdings ist die Trennschärfe dieser Beobachtung nicht so hoch, dass man von spezifischen Entwicklungsmodalitäten sprechen könnte. Zu viele unterschiedliche psychosomatische Krankheitsbilder entstehen unter diesen Voraussetzungen, als dass es möglich wäre, diese Faktoren als pathognomonisch zu bezeichnen.

Die Exploration der Lebens- und Leidensgeschichte von Patienten mit chronischen Rückenschmerzen oder Fibromyalgie zeigt in auffällig uniformer Weise, dass es sich um Menschen handelt, die ihr Leben bis zum Ausbruch der Erkrankung außerordentlich tüchtig gemeistert haben. Viele haben die Erfahrung machen müssen, dass große Tüchtigkeit nicht nur zu Ansehen verhilft, sondern auch Standards setzt, an die sich die Umwelt schnell gewöhnt.

Werden diese Standards dann nicht mehr erfüllt, wird der Tüchtige mit Enttäuschungsreaktionen konfrontiert, mit Abwertung, die das Gegenteil von der erwünschten narzisstischen Aufwertung bewirken. Die Folge sind noch größere Anstrengungen, die wiederum größere Erwartungen zeitigen. Es entsteht um die Tüchtigkeit ein Circulus vitiosus, der über kurz oder lang zu Erschöpfung führt. Meines Erachtens ist es gerechtfertigt, hier von einem Dilemma zu sprechen, dem *Dilemma der Tüchtigen*, das man kurz gefasst etwa so umschreiben kann: »Was man kann, muss man können.« Man gewinnt als Zuhörer solcher Lebensgeschichten oft den Eindruck, dass der Ausbruch der Schmerzerkrankung ein Zeichen setzt: »Jetzt muss Schluss sein mit dieser Entwicklung, so geht es nicht weiter.« Es ist, als ob der Körper mit dem Schmerz ein Fanal setzte, endlich einen anderen Weg zu gehen. Diese Entwicklung, die von vielen beobachtet worden ist, wurde in den letzten Jahren in Anlehnung an Engels Begriff der »Pain proneness« als »Action proneness« bezeichnet (Van Houdenhove 1995).

In einer noch nicht publizierten eigenen Untersuchung von bislang 84 Fibromyalgie-Patienten konnten wir zeigen, dass die Patienten im Mittel ihre Tüchtigkeit auf einer Skala von 0–100 auf 70 einschätzen. Eine Vergleichsgruppe von bislang 30 gesunden Probanden schätzte ihre Leistungsbereitschaft sogar mit 74 im Mittelwert ein. Aber es gab einen entscheidenden Unterschied in den beiden Gruppen: Die Gesunden zeigten eine hohe Korrelation zwischen Leistungsbereitschaft und Arbeitszufriedenheit, während ein solcher Zusammenhang bei den Kranken nicht zu finden war. Subtrahiert man die Arbeitszufriedenheit von der Leistungsbereitschaft, so erhält man ein Maß für die frei flottierende, also nicht an die Arbeitszufriedenheit gebunden Tüchtigkeit. Der Vergleich von Gesunden und Fibromyalgiekranken erbrachte in der Tat entscheidende Unterschiede (Abb. 1).

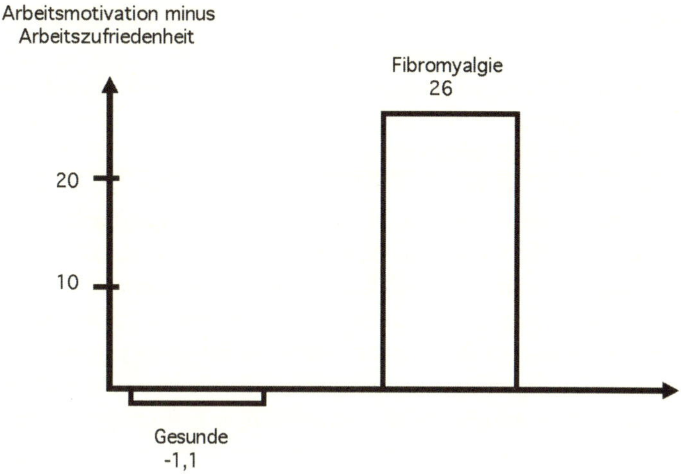

Abbildung 1: »Pathologische« Tüchtigkeit

Während die Gesunden mit einem Mittelwert von –1,1 Differenz ein etwa ausgeglichenes Verhältnis von Arbeitszufriedenheit und Leistungsbereitschaft boten, zeigten die Kranken mit einem Wert von 26 einen erheblichen Überschuss von Leistungsbereitschaft. Diese unangemessene Tüchtigkeit dient – so unsere Arbeitshypothese – nicht mehr der externen oder *inter*personellen Anpassung, sondern der Regulierung eines *intra*personellen Problems, nämlich des Selbstwerts (Egle 2003). Warum gleichzeitig der Schmerz, ursprünglich ausschließlich mit Aufgaben der Binnenregulation betraut, zum zentralen Thema der interpersonellen Regulation wird (etwa als Legitimation zum Rückzug aus der Arbeitsgemeinschaft), wirft für die zukünftige Erforschung von chronischem Schmerz interessante Fragen auf.

Die Entwicklung einer solchen – man könnte durchaus sagen – pathologischen Tüchtigkeitshaltung nimmt ihren Ausgang in dem Gefühl, nichts wert zu sein und in dieser Welt keine ausreichende Existenzberechtigung zu haben. In der Nomenklatur der Psychoanalyse würde man das eine narzisstische Problematik nennen. Sie scheint in vielen Fällen ihren Ausgang in körperlichen und seelischen Verletzungen zu nehmen. Menschen, die später unter chronischen Schmerzen leiden, haben einen aktiven Bewältigungsmodus gewählt, um damit fertig zu werden. Sie schildern sich über viele Jahre als nicht depressiv, erst das Auftreten von Schmerzen lässt sie auch ihre Depression fühlen.

Natürlich kann eine solche Lebenshaltung im privaten Bereich zu mannigfachen Formen der Selbstüberforderung, Erschöpfung, Verbitterung und schließlich auch zur Krankheit führen. Aber es scheinen zunehmend die beruflichen Überforderungen und Kränkungen zu sein, die auslösend für einen körperlichen Zusammenbruch sind. Die Entstehung ist nur logisch, denn wenn Menschen sozusagen an ihrer fehlgeleiteten Tüchtigkeit erkranken, dann dort, wo diese am meisten gefordert wird. Es gibt wohl heutzutage keine Organisationsberatung, die nicht als oberstes Ziel eine optimale Nutzung von Personalressourcen verkündete. Für Menschen, die über eine ausgeglichene Balance von Anspannung und Entspannung, von Anstrengung und Erholung verfügen, ist das wohl kein großes Problem. Aber diejenigen, die aus inneren Gründen immer an der oberen Leistungsgrenze agieren, wird dieses Prinzip zum Verhängnis. Der Zweifel an ihrer Leistungsfähigkeit stellt die ganze Person in Frage. Das berufliche Scheitern wird zur persönlichen Katastrophe. Begleitet wird dieser Untergang von interaktionellen Phänomenen, die in den letzten Jahren als Mobbing oder Bossing Eingang ins Bewusstsein der Öffentlichkeit gefunden haben.

Mobbing bedeutet die Entgleisung der zwischenmenschlichen Beziehungen unter gleichgestellten Beschäftigten, nicht selten unter Führung des Vorgesetzten.

Unter *Bossing* versteht man die gezielte Schikanierung eines Mitarbeiters durch den Vorgesetzten, häufig mit der Absicht, ihn von seinem Arbeitsplatz wegzubekommen.

Tüchtigkeit macht nicht immer und überall beliebt. Oft haben besonders tüchtige Menschen unter dem Aspekt der Leistungsbetonung die Pflege des alltäglichen Umgangs mit Kollegen vernachlässigt, was in Zeiten der krisenhaften Zuspitzung zum Nachteil wird, denn wenn der Arbeitsplatz für alle nicht mehr sicher ist, wird der kollegiale Zusammenhalt gefährdet. Dann wird gerade der zum schwarzen Schaf, der mit seiner Leistungsbetonung in der kollegialen Gemeinschaft stets etwas außerhalb gestanden hat. Mobbing bedeutet – um es einmal in der Terminologie der Gruppendynamik auszudrücken –, dass einer zum Sündenbock gemacht wird, also zum Träger all der negativen Eigenschaften, welche die anderen Gruppenmitglieder bei sich selbst ablehnen. Man weiß aus der Gruppendynamik sehr wohl, dass es Aufgabe des Leiters ist, eine solche Sündenbockposition dadurch aufzulösen, dass den übrigen Teilnehmern klar gemacht wird, welche eigenen Anteile sie in der Person des Sündenbocks bekämpfen. Übertragen auf die Arbeitssituation heißt das, dass die Vermeidung von Mobbing eine Führungsaufgabe ist. Oft aber fehlt es im Management an Verständnis, Wille oder Fähigkeit, solche Situationen aufzulösen. Nicht selten allerdings wird in Mobbingsituationen die Möglichkeit gesehen, sich von Mitarbeitern zu trennen. Dann sollte man besser von Bossing sprechen, denn das Herbeiführen oder Ausnutzen von interaktionellen Problemen unter Mitarbeitern, um eine Personalsituation zu bereinigen, sollte begrifflich vom Mobbing geschieden werden.

Interessant – vor allem für die Therapie von Patienten mit Arbeitsproblemen – ist die Tatsache, dass sich Mobbing an ganz individuellen, oft von den Beteiligten nicht bewusst wahrgenommenen Schwächen abspielt.

Die seelische Achillesferse

Eine etwa 40-jährige Kauffrau berichtete in einer Psychotherapiegruppe, die sich speziell mit Arbeitsplatzproblemen beschäftigt, ihre Vorgesetzte mache sie mit dem Vorwurf fertig, sie – die Patientin – mache eine andere Kollegin mit ihrem Verhalten krank. Sie berichtete dies unter deutlichen Zeichen von Verzweiflung. Die Stellen an ihrem Arbeitsplatz seien knapp geworden, irgendjemand müsse gehen. Seit das bekannt sei, gehe ihre Vorgesetzte so schlimm mit ihr um. Auf die erstaunte Frage des Gruppenleiters, wie man sich durch einen solch absurden Vorwurf fertig machen lassen könne, brach die Patientin schließlich unter Tränen zusammen und berichtete dann über ihre zwei Jahre jüngere, behinderte Schwester, für deren Wohlergehen sie früher immer verantwortlich gemacht wurde. Die Vorgesetzte wusste von diesem Hintergrund nicht und auch der Patientin fiel er erst in der Therapie ein. Dennoch war über diese Interaktion sehr viel Unglück und Verzweiflung entstanden.

Die Regulierung menschlicher Beziehungen erfolgt überwiegend unbewusst und über das Affektsystem. Es besteht kein Zweifel, dass unbewusste Konflikte (wie natürlich auch bewusste) das Affektsystem und damit die Beziehungsregulierung beeinflussen. Die psychoanalytische Theorie hat dieser Tatsache mit den Begriffen Wiederholungszwang und Reinszenierung Rechnung getragen. Es gibt offenbar eine Art unspezifischer Suchreaktion unter Menschen, mittels derer es relativ schnell möglich ist, »Schwachstellen« des anderen herauszufinden. Das ist ein Vorgang, der häufig beiden Seiten nicht bewusst wird, man muss sogar annehmen, dass die Benutzung dieser Schwachstellen im Mobbing weitgehend unbewusst bleiben.

Eine 39-jährige stellvertretende Filialleiterin in einem Supermarkt war aufgrund zunehmenden Gewichtsverlustes und massiver depressiver Verstimmungen schon über sechs Monate arbeitsunfähig, als sie zu uns in Behandlung kam. Neben diesen Symptomen klagte sie über chronische Schmerzen in der Muskulatur und den Sehnenansätzen, was zu der Diagnose Fibromyalgie geführt hatte. Besonders die Schmerzen bestanden, seit sich am Arbeitsplatz folgender Vorfall ereignet hatte: Sie war schon seit längerer Zeit in Auseinandersetzung mit ihrem direkten Vorgesetzten, wohingegen sie bei der örtlichen Geschäftsführung wegen ihrer Tüchtigkeit und keine Grenzen kennenden Einsatzbereitschaft sehr gut angeschrieben war. Gerade das gefiel ihrem Filialleiter nicht, der nicht bereit war, so tüchtig zu sein. Auch gefiel ihm nicht, dass die Patientin nicht auf seine sexuellen Avancen eingegangen war. Er spielte sich als »Hahn im Korb« bei den übrigen Kolleginnen auf und versuchte die Patientin durch abfällige Bemerkungen über ihr Äußeres zu kränken. Eines Morgens beim Frühstück im Kreis seiner Verehrerinnen las er nun die Bildzeitung, in der an diesem Tag auf Seite 2 ein Skelett abgebildet war. Er zeigte es herum: »Schaut mal, heute ist ein Bild von Frau S. in der Zeitung.« Wortlos verließ sie den Raum, sie war sprachlos, konnte sich nicht wehren. Ihre Schmerzen und Depression wurden so stark, dass sie sich krankschreiben lassen musste.

Die Lebensgeschichte der Patientin war sehr belastend. Sie war unehelich auf die Welt gekommen und mit drei Jahren verwaist. Zunächst hatte die Großmutter sie versorgt, sie starb aber bald. Die Patientin verbrachte ihre Kindheit und Jugend teils bei wechselnden Verwandten, teils im Heim. Ihre Lebenserfahrung entwickelte sich dahin, dass man keinen Streit haben darf, wenn man noch ein bisschen Geborgenheit bekommen will. Zwischen dem 15. und 18. Lebensjahr war sie bei Pflegeeltern untergekommen. Sie waren beide sehr nett zu ihr. Als der Onkel anfing, sich ihr sexuell zu nähern, wehrte sie sich nicht. Der Tante wagte sie nichts zu sagen, weil sie dann wieder nicht gewusst hätte wohin. Sie entwickelte damals eine anorektische Reaktion, die sich besserte, als sie 18-jährig aus dem Haus ging, weil sie die Atmosphäre von Missbrauch und Unverständnis nicht mehr ertragen konnte.

Mit viel Energie und Fleiß konnte sie ihr Leben meistern. Sie schloss eine kaufmännische Lehre ab. Sie heiratete, die Ehe blieb kinderlos und wurde wieder geschieden. Sie ging dann wieder eine Beziehung ein, über die sie sich wenig äußerte. Neben ihrer ganztägigen Berufstätigkeit versorgte sie alleine den Haushalt. Die Probleme fingen an, als sie am Arbeitsplatz Dinge erlebte, die sie in ähnlicher Weise hilflos machten, wie sie das in Kinder- und Jugendtagen gewesen war.

In den beiden Fallvignetten soll deutlich werden, dass eine höchst individuelle Empfindlichkeit, deren Entstehung lebensgeschichtlich verständlich wird, zu erheblichen Adaptationsschwächen und Einbußen der Leistungsfähigkeit führen kann. Es handelt sich um eine seelische Achillesferse, um einen wunden Punkt, der, wenn er rechtzeitig erkannt wird, durchaus der Behandlung zugänglich sein kann.

Die somatoforme Schmerzstörung, ein sozial toleriertes Symptom

Viele psychoanalytische Konzepte der psychosomatischen Störungen betrachten körperliche Symptome als ein ausgeprägt regressives Phänomen, etwa in Form der Fixierung an Körperfunktionen oder als Resomatisierung, also als Rückschritt auf frühe seelische Entwicklungsstufen, in denen sich Erleben im Wesentlichen in der Wahrnehmung von Körperfunktionen abgespielt haben sollen: Es läge die Vermutung nahe, dass die chronischen Schmerzsyndrome ebenfalls etwas mit solch frühen Entwicklungsstörungen zu tun hätten und dass besonders unreife Persönlichkeitsstrukturen davon betroffen wären, bei denen viele Ich-Funktionsstörungen vorliegen.

Die tiefenpsychologische Anamnese von Schmerzkranken unter Berücksichtigung ihres Strukturniveaus (Operationalisierte Psychodynamische Diagnostik) gibt allerdings keinen Anhalt dafür, dass die Schmerzkranken eine besonders gestörte Persönlichkeit haben. In der schon erwähnten Untersuchung fanden wir bei 84 Fibromyalgie-Patientinnen ein eher reifes Strukturniveau. Es handelt sich also um Menschen »wie du und ich«, meist gut integriert, mit stabilen Beziehungsstrukturen. Man gewinnt häufig den Eindruck, dass es sich bei den Schmerzkranken um Menschen handelt, die sehr gut in ihre Umgebung gepasst haben, nicht nur normal, sondern sozusagen supernormal. So verwundert es nicht, wenn sich chronische Schmerzpatienten mit Vehemenz gegen das Odium wehren, sie seien psychisch krank. Es ist der Schmerz, der sie daran hindert, so weiter zu machen wie bisher. Der Schmerz ist nicht vorgespielt. Niemand, der sich länger mit Schmerzkranken beschäftigt hat, zweifelt daran, dass sie den Schmerz wirklich empfinden und darunter leiden. Untersuchungen zur Wahrnehmungsschwelle für verschiedene Schmerzreize haben erwiesen, dass diese Patienten eine erniedrigte Wahrnehmungsschwelle haben, nicht nur für Schmerzen übrigens (McDermid et al. 1996). Man könnte sagen, dass sie schon Jahre, ja Jahrzehnte vor Ausbruch der Schmerzerkrankung eine erniedrigte Wahrnehmungsschwelle hatten, beispielsweise wenn es um die Entscheidung ging, wer welche Aufgabe durch welche Anstrengung zu bewältigen hat. Da waren die späteren Schmerzkranken stets an vorderster Front dabei. Verständlich dass jemand, der stets sein Bestes und mehr gegeben hat, sehr gekränkt ist, wenn er auch nur angedeutet bekommt, er sei psychisch krank. Schmerzkranke haben – auch dies mag Ausdruck des reifen Strukturniveaus sein – meist sehr gut funktionierende Selbsthilfeorganisationen, die sich besonders dagegen verwahren, beim Schmerz von psychischen Phänomenen zu sprechen.

Aber warum muss es ausgerechnet der Schmerz sein, der die Kranken zur Abkehr von ihren bisherigen Lebensgewohnheiten zwingt? Der Schmerz hat – wie kein anderes Phänomen – zu allen Zeiten die ärztliche Kunst herausgefordert. Schmerz ist zwingend und unwiderlegbar, er ist aber auch sehr zum Leidwesen vieler Kranker nicht nachweisbar. Im akuten Geschehen wird der Schmerz ohne jeden Zweifel geglaubt. Dem chronischen Schmerz wird hingegen häufig mit Misstrauen begegnet. Viele Schmerzkranke äußern deshalb den Wunsch, man würde endlich den »Grund für die Schmerzen« finden. Nicht selten werden – auch von Ärzten – körperliche Zeichen zur Erklärung des Schmerzes herangezogen, die sich bei vielen anderen Menschen auch finden, ohne chronische Schmerzen hervorzurufen, zum Beispiel degenerative Veränderungen des Skelettsystems. Der Schmerz als deutliches Zeichen der Krankheit ist als solcher nicht sichtbar, er kann nur aus anderen Zeichen geschlossen werden und er muss geglaubt werden. Auf der anderen Seite ist Schmerz auch nicht widerlegbar. Die Leidensgeschichte vieler Menschen, die an chronischen Schmerzen leiden, ist voller subjektiver Leiden. Es beginnt oft mit seelischen Traumatisierungen sehr unterschiedlicher Natur (Egle 2003). Gemeinsam scheint allen zu sein, dass sie sich dagegen anstemmen, aktiv versuchen, ihr Leben und Leiden zu meistern. Indem sie so zu einer unangemessenen Übertüchtigkeit neigen, schaffen sie sich neue Leiden durch Überforderung und Erschöpfung. Dies umso mehr in einer Welt, die vom Einzelnen immer mehr Leistung verlangt. Die Schmerzkrankheit bricht meistens in einer Lebenssituation aus, in der sich die bisherige Lebensstrategie als nicht mehr wirksam erweist. Die Folge sind Mutlosigkeit und Verzweiflung. Das ist im übertragenen Sinn eine höchst schmerzliche Situation, für die es aber – zumindest in der Subjektivität der Betroffenen – keinen Ausdruck gibt. Sie verstehen sich selbst nicht, denn die Umstände, die sie in diese Situation gebracht haben, bleiben weitgehend unbewusst; sie werden von anderen nicht verstanden. So wird der Schmerz zum zweifachen Signal, an sich selbst mit der Botschaft: »So geht es nicht weiter«, und an andere mit der Aussage: »Ich kann nicht mehr«. Diese unbewusste Wahl des Zeichens ist in jeder Beziehung unangemessen. Sie führt den Einzelnen in eine unangenehme, oftmals durch innere Vorgänge sich selbst verstärkende Leidenssituation. Sie wird von anderen nicht verstanden, kann auch als rein medizinisches Problem so nicht verstanden werden. Die Folgen sind Ausgrenzung und Verlust von sozialem Ansehen, wovon viele Krankheitsentwicklungen, die in einem vorzeitigen Rentenantrag münden, beredt Kunde tun.

Therapie

Der chronische Schmerz ist aus psychosomatischer Sicht Ausdruck und Kulminationspunkt einer meist jahrzehntelangen Geschichte von unangemessenen Lebensstrategien. Der chronische Schmerz ist sozusagen das letzte Mittel, wenn gar nichts mehr geht. Er ist nicht mehr nur Warnung, wie es der akute Schmerz zu sein pflegt, sondern er ist zwingendes Zeichen, innezuhalten, von dem falschen Leistungsprinzip abzukehren und die Lebensplanung zu ändern. Der Schmerz ist zwingend. Es gibt keine Ausflüchte mehr. Keine Alternativen. Der Körper weiß, dass die Lebensweise geändert werden muss. Der betroffene Patient weiß es noch nicht. Er kann nicht die für ihn notwendigen Veränderungsschritte willentlich tun, so wird er durch den Schmerz gezwungen.

Zweifellos handelt es sich um eine Betrachtungsweise des chronischen Schmerzes, die sich an vielen Punkten der nomothetischen Überprüfung entzieht. Sollte aber diese Sichtweise der Dinge richtig sein, dann wird deutlich, dass unsere bisherigen Behandlungsstrategien überwiegend palliativer Natur sind, und wir verstehen besser, dass es gegen den chronischen Schmerz zu wenige wirksame Behandlungsstrategien gibt.

Es liegt eine therapeutische Chance darin, die Hintergründe für die Entstehung des Schmerzes bewusst zu machen, denn nur die Probleme, die ihm bewusst sind, kann der Mensch ändern. Lebensstrategien zu verändern, die über Jahre und Jahrzehnte eingeübt worden sind, ist gewiss nicht einfach und nicht in kurzer Zeit zu bewerkstelligen. Hinzu kommt, dass die von den Kranken gewählte Lebensweise mit den Idealen und Anforderungen der Gesellschaft, in der sie leben, weitgehend im Einklang ist. Tüchtigkeit und Kompetenz als möglicherweise krankmachend in Frage zu stellen, verlangt sehr viel Veränderungsbereitschaft und Einsicht.

Mehr noch als bei anderen psychosomatischen Erkrankungen kommt es bei der Behandlung chronischer Schmerzen darauf an, Alternativen zu entdecken, neue oder bislang nicht erschlossene Quellen von Vitalität. Dieser salutogenetische Behandlungsansatz ist bei chronischen Schmerzen von zentraler Bedeutung.

Die mehr als zehnjährige Erfahrung mit der psychotherapeutischen Behandlung von arbeitsplatzbedingten Schmerzzuständen hat zu folgenden Prinzipien zugeführt:

- Schmerzkranke dürfen nicht explizit als psychisch Kranke angesehen (diskriminiert) oder behandelt werden, sondern eben als Schmerzkranke. Unter einer ernsthaften bio-psycho-sozialen Betrachtungsweise ist es sowieso nicht wichtig, ob nun

körperliche oder seelische Faktoren im Vordergrund stehen: Wer will das mit letzter Sicherheit festlegen?
- Bei vielen Schmerzkranken lassen sich frühe seelische und/oder körperliche Traumatisierungen feststellen, deren Wichtigkeit in der Therapie betont werden muss.
- Die Behandlung von chronischen Schmerzen bezieht sich nicht nur auf den Zeitraum, in dem sie wahrgenommen wurden, sondern auf den gesamten Lebensentwurf.
- Die Tüchtigkeit der Patienten soll auf der einen Seite respektiert und anerkannt werden, auf der andern Seite muss deutlich werden, dass eben diese Tüchtigkeitshaltung in engem Zusammenhang mit der Entwicklung und Aufrechterhaltung des Schmerzes steht.
- Es muss deutlich werden, dass eine Schmerzreduktion erst durch eine Veränderung der Lebensführung und Lebensplanung möglich wird.
- Für die Pflege des Selbstwertgefühls müssen Alternativen zu der bisher gepflegten Überbetonung von Leistung entwickelt werden.
- Es gibt gute Gründe für einen Therapieansatz, der die unbewussten Gründe für die Lebensgestaltung einbezieht. Hier stehen wir gewiss erst am Anfang, denn es wird vor allem darum gehen, für die Kranken akzeptable Wege des Verständnisses zu entwickeln.

Literatur

Egle, U. T. (2003): Psychosozialer Stress und Schmerz. In: Egle, U. T.; Hoffmann, S. O.; Lehmann, K. A.; Nix, W. A. (Hg.), Handbuch Chronischer Schmerz. Stuttgart.

Egle, U. T.; Hoffmann, S. O.; Lehmann, K. A.; Nix, W. A. (2003): Handbuch Chronischer Schmerz. Stuttgart.

Engel, G. L. (1959): »Psychogenic Pain« and the pain-prone patient. Am. J. Med. 26: 899–918.

McDermid, A. J.; Rollmann, B. B.; McGain, G. A. (1996): Generalized hypervigilance in fibromyalgia: evidence of perceptual amplification. Pain 66 (2–3): 133–144.

Rohling, M. L.; Binder, L. M.; Langhinrichsen-Rohling, J. (1995): Money matters: a meta-analytic review of the association between financial compensation and the experience and treatment of chronic pain. Health Psychology 14 (6): 537–547.

Van Houdenhove, H.; Onghena, P.; Neernckx, E.; Hellin. J. (1995): Does high »Action Proneness« make people more vulnerable to chronic fatigue syndrome? J. psychosom. Res. 39 (5): 633–640.

Kathrin Bernardy, Anke Kirsch und
Cord Benecke

Mimisch-affektives Verhalten von Fibromyalgie-Patientinnen im Tiefenpsychologischen Interview – erste Ergebnisse

Die Fibromyalgie ist ein chronisches, nicht-entzündliches Schmerzsyndrom des Bewegungssystems. Charakteristisch sind anhaltende Schmerzen wechselnder Intensität und Lokalisation (»Ganzkörperschmerz«) sowie die Druckschmerzhaftigkeit an gut lokalisierbaren und definierten Punkten (»Tender Points«). Zusätzlich treten eine Reihe von Beschwerden auf – vor allem chronische Müdigkeit, Morgensteifigkeit, Schlafstörungen, Depressionen, Verdauungsprobleme – sowie etliche weitere Begleitsymptome. Diagnostische Kriterien sind: Ausgedehnte Schmerzen im Sinne eines Ganzkörperschmerzes seit über drei Monaten im Zusammenhang mit Druckschmerzhaftigkeit an mindestens elf von 18 »Tender Points« (American College of Rheumatology, Wolfe et al. 1990).

In Deutschland wird die Zahl der Betroffenen zurzeit auf etwa 1,6 Millionen geschätzt; vor allem Frauen leiden unter dieser Erkrankung (Verhältnis Frauen zu Männer: 8 zu 1) (Felde u. Novotny 2002).

Ätiologie und Pathogenese der Fibromyalgie sind nicht vollständig erkannt. Es gibt aber eine Reihe an Befunden, die zur Hypothese eines neuroendokrinen Mangelsyndroms geführt haben, wobei vor allem dem Neurotransmitter Serotonin eine pathogenetische Rolle zugeschrieben wird. Bereits in den siebziger Jahren wurde als Ursache der Schlafstörungen eine Störung im Serotoninstoffwechsel angenommen (Ecker-Egle u. Egle 1993). Diese Hypothese wurden inzwischen durch zahlreiche Studien belegt, in denen sich bei Fibromyalgie-Patientinnen durchgängig erniedrigte Serotoninspiegel fanden (z. B. Russell 1997). Alniges und Barland (2001) kommen in ihrer Übersicht über die Rolle von Serotonin bei der Fibromyalgie zu dem Schluss, dass es zwar zahlreiche Hinweise auf Abweichungen im Metabolismus und der Übertragung von Serotonin bei der Fibromyalgie gibt, die pathophysiologische Rolle bisher jedoch noch nicht endgültig geklärt ist. Favorisiert wird heute das Modell eines bio-psycho-sozialen Krankheitsbilds, dem eine zentral bedingte Störung der Schmerzmodulation zugrunde liegt (Ecker-Egle u. Egle 2002).

In den Studien, die sich mit psychischen Symptomen und Beeinträchtigungen beschäftigen, dominieren zwei Befunde. Zum einen finden sich in vielen Studien Hinweise auf starke Kindheitsbelastungen verschiedenster Natur: So berichten Fibromyalgie-Patienten von einer höheren Rate an sexuellen und körperlichen Missbrauchserfahrungen als andere Schmerzpatienten (Goldberg et al. 1999), als gesunde Menschen (Alexander et al. 1998) und als Patienten mit Rheumatoider Arthritis (Walker et al. 1997). Sie schildern stärkere Kindheitsbelastungen (schlechte finanzielle Bedingungen und Wohnbedingungen, mangelnde Beziehungen) als Patienten mit Rheumatoider Arthritis und Coxarthrose (Leibing et al. 1999).

Zum anderen wurden immer wieder Hinweise auf ausgeprägte depressive Störungen gefunden: So schätzt Wallace (1997) in einer Übersichtsarbeit, dass die Lebenszeitprävalenz einer Major Depression für Fibromyalgie-Patienten bei 58 Prozent liegt – in der Normalbevölkerung liegt diese Rate bei acht Prozent. Allerdings wird auch deutlich, dass die Befunde stark schwanken: So reichen die aufgefundene Häufigkeit einer depressiven Erkrankung von 20 hin zu 80 Prozent (Martinez et al. 1995), was teils auf die verschiedenen Operationalisierungen und damit Erhebungsweisen der Depression zurückgeht, teils reflektieren diese Unterschiede aber vor allem die Tatsache, dass es sich bei Fibromyalgie-Patienten um ein heterogenes Patientengut handelt.

Therapeutische Maßnahmen zielen bei der Fibromyalgie hauptsächlich auf eine Linderung der zahlreichen Beschwerden ab. Wirksam im Hinblick auf eine kurzfristige Reduktion der Schmerzstärke und begleitender psychischer Symptome sind interdisziplinäre Behandlungsansätze mit kognitiv-verhaltenstherapeutischem Hintergrund (Keel et al. 1998; Buckelew et al. 1998), wobei längerfristige Evaluationen dieser Programme noch ausstehen. Rossy et al. (1999) schlossen aus einer Meta-Analyse, dass die optimale Intervention für Fibromyalgie-Patienten körperliches Training und kognitiv-behaviorale Elemente sowie zusätzlich eine angepasste Schlaf- und Schmerzmedikation enthalten sollte.

Eine Auffälligkeit bei Fibromyalgie-Patienten ist die Beschreibung der Interaktion mit den Behandlern, besonders den Ärzten, als »schwierig«, was zwar allgemein für Schmerzpatienten gilt, in der Fibromyalgie aber scheinbar seinen Höhepunkt findet. Ein eindrucksvolles Beispiel ist ein Artikel über dieses Krankheitsbild, der den Titel »Krieg im Sprechzimmer« (Der Spiegel 6/2002) trägt. Seidl und Klußmann (1989, S. 72) beschreiben die Beziehung zu diesen Patienten im Erstgespräch als »außerordentlich angespannte und aggressive Gegenübertragung, wie sie kaum bei anderen Patienten zu erleben war«, die Autoren sehen diese spezielle Beziehungsgestaltung sogar als Diagnosekriterium der Fibromyalgie. Ecker-Egle und Egle (1993) schildern, dass das übergenaue und konkretisierende Darstellen somatischer Krankheitsverläufe bei diesen Patienten der Kontrolle des Gesprächs dienen soll. Streitpunkt in den Interaktionen ist vor allem die Ursachenzuschreibung, da aufgrund fehlender organpathologischer Befunde die Erkrankung häufig als »psychisch bedingt« etikettiert wird, die Patienten dahingegen von einer (noch unbekannten) organischen Ursache ausgehen und so vehement um die Anerkennung ihrer Beschwerden kämpfen.

Die folgenden Zitate aus Behandler- und Patientensicht beschreiben einerseits diese Schwierigkeiten, andererseits zeigen sie aber auch, dass vor allem niedergelassene Ärzte durch die Fibromyalgie mit einem Beschwerdekomplex konfrontiert werden, für den sie weder ausreichend ausgebildet sind noch genügend finanziell unterstützt werden.

Ärztin: »Die typische Fibromyalgie-Patientin … muss reden und reden und reden. Und das nervt viele Ärzte, denn zum einen werden vor allem wir Niedergelassenen nicht fürs Zuhören bezahlt und zum anderen passt kaum etwas, was sie erzählen, in ein gängiges Krankheitsschema.«

Patientin: »Ich bin so seit zwanzig Jahren in kontinuierlicher Behandlung bei einem Orthopäden, wobei man da ja mehr oder weniger in Einzelteile zerlegt wird. Man wird ja nicht als ganze Einheit gesehen, sondern immer nur grad behandelt, wo es einem weh tut oder was vorrangig weh tut. Wenn ich einen Termin hatte mit dem Knie oder mit der Hüfte – aber zu dem Zeitpunkt, wo ich den Termin wahrgenommen hatte, tut mir vielleicht die Schulter mehr weh –, dann hat er die Schulter behandelt, aber die Hüfte oder Knie außen vor gelassen. Und so habe ich das Gefühl gehabt, dass ich als Mensch überhaupt nicht mehr existiere, sondern wirklich nur, wie wenn man ein Auto in die Werkstatt bringt.«

Zwischenmenschliche Beziehungen haben einen großen Einfluss bei der Entstehung und Aufrechterhaltung psychischer Erkrankungen (Merten 2001). In der klinischen Forschung wird zunehmend anerkannt, dass maladaptive soziale und interpersonelle emotionale Prozesse bei der Entstehung und Aufrechterhaltung psychischer Störungen eine zentrale Rolle spielen (Ellgring 1989; Flack u. Laird 1998; Krause 1998; Traue 1998; Merten 2001). Es wird vermutet, dass Patienten sich durch spezifische Beziehungsmuster charakterisieren lassen, die unter anderem im mimisch-affektiven Mikroverhalten auftreten (Merten 2001). Die Maladaptivität von Beziehungsmustern besteht darin, »... dass Emotionen gehäuft und situationsübergreifend auftreten oder in Situationen, in denen sie adaptiv eingesetzt werden könnten, fehlen. Anzeichen für diese Art der Maladaptivität sind zu suchen in der erhöhten Frequenz eines Affektes, aber auch dem Fehlen von Affekten, die zur Realisierung von Wünschen notwendig wären« (Merten, S. 172). Der Leitaffekt eines Patienten (der mimische Ausdruck, der prozentual den höchsten Anteil am gesamten Ausdrucksgeschehen einer Person hat) kann als ein Indikator für maladaptive Beziehungsmuster dienen, da besonders das Vorherrschen eines negativen Affekts als ein Ausdruck oder eine Folge eines maladaptiven Beziehungsmusters oder einer maladaptiven Situationsmodellierung gesehen werden kann (Merten).

Als »Affekt« bezeichnet Krause (1997) den Prozess, der die Motorik, Physiologie, das Denken und das kommunikative Handeln geordnet ansteuert; ein Affekt ist demnach ein Prozess, ein und dieselbe Sache in verschiedenen »Readouts« darzustellen. Das Affektsystem sollte als ein dynamisches modulares System betrachtet werden. Gefragt werden kann danach, welche Personen in welcher Situation auf Grund welcher Dispositionen welches Profil von affektiven Modulen entwickeln (Krause 1998).

Ein Affekt in der Betrachtung eines Prozesses besteht aus mindestens sechs unterschiedlichen Komponenten (Krause 1997):

1. Expressive Komponente (innerhalb des mimischen und des Vokalisierungssystems): Diese signalisiert dem Sozialpartner, welches Verhalten gewünscht ist. Von dieser Warte aus sind Affekte Wünsche nach veränderten Objektbeziehungen.
2. Physiologische-hormonale Komponente: Diese stellt eine Form der internen Handlungsbereitschaft her.
3. Motivationale Komponente: Diese sorgt für die Bereitschaft, nach außen zu handeln.
   (Die Komponenten 1–3 können ohne kognitive Repräsentation ablaufen.)
4. Die Wahrnehmung der körperlichen Korrelate.
5. Die Benennung und Erklärung der Wahrnehmungen.
6. Die Wahrnehmung der situativen Bedeutung, die eng mit den spezifischen Affekten verbunden ist.

Die Begrifflichkeiten Affekt, Gefühl und Empathie werden je nach Art der beteiligten Komponenten definiert:
- Unter *Affekt* werden die körperlichen Reaktionen ohne deren bewusste Repräsentanz und Erleben verstanden (Komponenten 1–3). Eine Beteiligung kognitiver Funktionen ist für ihre Auslösung nicht zwingend notwendig, sie laufen wohl im Wesentlichen im limbischen System ab.
- Unter *Gefühl* wird das bewusste Wahrnehmen und oder Erleben der situativen Bedeutungsstruktur sowie des autonomen Anteils verstanden, allerdings ohne dass dabei notwendigerweise eine korrekte erlebnismäßige Zuordnung zur Selbst- oder Objektstruktur oder eine verbalsprachliche Benennung einhergehen muss (Komponente 1–4) (vgl. Krause 1998).
- Mit *Empathie* wird das bewusste Erleben des autonomen Anteils bei gleichzeitiger Zuordnung zu einem Objekt oder zum Selbst bezeichnet (Komponente 1–6) (Krause 1998).

Auf der Grundlage vieler Untersuchungen hat sich inzwischen die Ansicht durchgesetzt, dass (ausgehend von bestimmten motorisch-expressiven Konfigurationen) eine begrenzte Anzahl von Affekten in allen Kulturen auftritt. Dies gilt als gesichert für die mimischen Konfigurationen Freude, Trauer, Wut, Ekel, Angst, Überraschung und Interesse (vgl. Krause 1997). Verachtung ist umstritten (Krause 1997). Da diese Kulturuniversalität durch visuelles Reizmaterial überprüft wurde, bezieht sie sich auf den motorisch-expressiven Signalanteil der Affekte. Die Primäremotionen enthalten also diejenigen Emotionen, die durch visuell eindeutige Signale repräsentiert werden und deswegen der Beziehungsregulierung dienen (Krause 1998).

Affekten wird eine jeweils spezifische Bedeutungsstruktur in Form von Propositionen zugesprochen, in der es ein Selbst, ein Objekt und eine gewünschte Interaktion zwischen beiden gibt (vgl. Krause 1997). Dabei sind negative Affekte Wünsche nach veränderten Objektbeziehungen, positive nach der Fortführung (Krause 1997). Je nach Lokalisation des Objekts in Bezug auf das Subjekt, je nach Erfahrungen und je nach Zuschreibung der Handlungsmacht entstehen die entsprechenden Primäremotionen. Als Proposition formuliert, repräsentiert beispielsweise Ekel den Wunsch: »Du hinaus mir«, unter der Voraussetzung, dass das Objekt sich schon im Körper des Subjekts eingenistet hat, mit dem organismischen Ablauf der Übelkeit. Angst repräsentiert den Wunsch, das Subjekt vom Ort des Objekts zu entfernen, der korrespondierende organismische mentale Ablauf ist Fluchtbereitschaft. Schreck steht für den Wunsch, das negativ klassifizierte Objekt von der Haut zu entfernen, korrespondierender Ablauf im Organismus ist Schmerz. Spezifische Ausfälle von Affekten sowie Hypertrophien können klassifiziert und Störungsbildern zugeordnet werden, wobei pathologische Veränderung wohl bestimmte Lernerfahrungen voraussetzen.

Für die spezifischen Beziehungsmuster von verschiedenen psychischen Erkrankungen wurde deutlich, dass Patienten mit schweren psychosomatischen Beschwerden (wie Colitis ulcerosa) im Vergleich zu Gesunden in dyadischen Situationen eine deutliche Reduktion ihrer mimischen Aktivität aufweisen. Patienten mit funktionellen Wirbelsäulenbeschwerden hingegen zeigen keine Reduktion der Besetzung, es fanden sich aber stärkere Ausprägungen verschiedener positiver und negativer Affekte (Schwab u. Krause 1994; Schwab 2000; Merten 1997; Schulz 2000).

Merten und Brunnhuber (2004) untersuchten das mimisch affektive Verhalten und Erleben von Patientinnen mit somatoformen Schmerzstörungen im Vergleich zu Gesunden. Sie fanden zwar keine Reduktion der mimischen Gesamtaffektivität bei den Patientinnen, diese zeigen aber signifikant mehr negative Affekte als die Gesunden, vor allem »Verachtung« war signifikant erhöht. Die Gesunden zeigen mehr Freude als die Patientinnen. 66 Prozent der Patienten hatten einen negativen Leitaffekt (Verachtung) im Vergleich zu neun Prozent der Kontrollpersonen.

In dieser Arbeit sollten erste Indikatoren einer maladaptiven Beziehungsregulation im nonverbalen affektiven Verhalten (mimische Gesamthäufigkeit, Leitaffekte, erhöhte oder erniedrigte Frequenz bestimmter Affekte) von Fibromyalgie-Patientinnen im Vergleich zu gesunden Frauen im diagnostischen Interview erhoben werden.

Methode

Zielpopulation waren Patienten zu Beginn einer stationären psychosomatischen Rehabilitation, welche die Diagnosekriterien einer »Fibromyalgie« erfüllten. Mit 15 weiblichen Patienten wurde ein videografiertes (Split-Screen) OPD-Interview durchgeführt.

Als »Gesundheit« wurde die Abwesenheit einer chronischen Schmerzerkrankung, einer Somatisierungsstörung und sonstiger psychischer/psychiatrischer Störungen nach ICD-10 in den letzten fünf Jahren operationalisiert. Zufällig ausgewählte Frauen wurden telefonisch kontaktiert. Nach Überprüfung ihrer Vergleichbarkeit hinsichtlich Alter und Bildung mit den Fibromyalgie-Patienten wurde zur Erhebung von »Gesundheit« eine Anamnese, das Screening für Somatoforme Störungen (SOMS, Rief et al. 1997) sowie DIA-X in der PC-Version oder das Composite International Diagnostic Interview (DIA-X-M-CIDI; Wittchen u. Pfister 1997) durchgeführt.

Mit 15 gesunden Frauen wurde ebenfalls ein videografiertes (Split-Screen) OPD-Interview durchgeführt.

Die Operationaliserte Psychodynamische Diagnostik (Arbeitskreis OPD 1996) ist ein diagnostisches Instrumentarium der psychodynamischen und psychoanalytischen Psychotherapie. Sie umfasst fünf Achsen: I Krankheitserleben und Behandlungsvoraussetzungen, II Beziehung, III Konflikt, IV Struktur und V Psychische und Psychosomatische Störungen nach ICD-10 und DSM-IV.

Die Reliabilität bei Interviews, die alleine zu diagnostischen Zwecken durchgeführt werden, liegt für die Achse II bei 0,56 und 0,62, für die Achse III bei 0,61 und bei Achse IV bei 0,70 und 0,71; damit liegen diese Reliabilitäten deutlich höher als beim Einsatz in der klinischen Routine (Cierpka et al. 2001).

Die OPD-Interviews wurden durchgängig zu Forschungszwecken von Ratern durchgeführt, die an den OPD-Trainings teilgenommen hatten und über klinische Erfahrungen verfügten. Das OPD-Interview wurde aufgrund der parallelen Untersuchung von Gesunden und der damit verbundenen Schwierigkeit, in der ersten Phase die Erkrankung des Patienten zu explorieren, nach Rücksprache mit dem OPD-Arbeitskreis bei beiden Probandengruppen mit der Frage eröffnet: »Was belastet Sie zurzeit am meisten?«

Das Emotional Facial Action Coding System (EMFACS; Ekman u. Friesen 1982; Friesen u. Ekman 1987) ist eine Weiterentwicklung von FACS (Facial Action Coding System, Ekman u. Friesen 1978) und ist ein Instrument zur Erfassung und Analyse der mimischen Aktivitäten im Gesicht. In Abgrenzung zum FACS erfasst EMFACS lediglich Gesichtsbewegungen, die potenziell emotionsrelevant sind. Die Emotionskategorien umfassen im Wesentlichen die Primäraffekte Freude, Ärger, Verachtung, Ekel, Angst, Trauer und Überraschung. In der Auswertung werden zwei Arten von Lächeln unterschieden, die nach Duchenne de Bologne benannten Duchenne Smiles, die als Ausdruck »echter Freude« interpretiert werden, und Formen sozialen Lächelns, die andere Funktionen als den Ausdruck von Freude haben (Ekman u. Friesen 1982; Fridlund 1991; Merten 1997). Das zu kodierende Material wird in Echtzeit angesehen. Es werden nur solche mimischen Aktivitäten kodiert, die nach den Regeln des EMFACS relevant sind und die in Echtzeit eindeutig zu erkennen sind.

In der vorliegenden Arbeit wurden mittels EMFACS jeweils die ersten vier Minuten der ersten vier Phasen des OPD-Interviews kodiert, die durch spezielle Fragen eingeleitet wurden.

Für die Testung auf Unterschiede zwischen den gesunden Frauen und den Patientinnen wurde der Wilcoxon-Test (nonparametrischer Test) eingesetzt, da es sich bei den EMFACS-Daten um nominal skalierte Variablen handelt, die nicht normalverteilt sind.

Ergebnisse

Mimische Gesamthäufigkeit und Primäraffekte

Die mimische Gesamtaktivität gibt an, wie viele mimische Expressionen jeweils im Mittel von den gesunden Frauen und den Patientinnen gezeigt werden. Diese mimischen Expressionen werden unter Anwendung des EMFACS-Interpretationsprogramms den Primäraffekten zugeordnet.

Bezogen auf die Gesamtaktivität zeigen die gesunden Frauen etwas mehr mimische Expressionen ($\underline{x}$ = 685,34; SD = 454,3) als die Patientinnen ($\underline{x}$ = 546,2; SD = 464,3). Auch die Primäraffekte werden von den gesunden Frauen ($\underline{x}$ = 53,2; SD = 32,7) im Vergleich zu den Patientinnen ($\underline{x}$ = 39,8; SD = 34,4) etwas häufiger gezeigt. Weder in der mimischen Gesamtaktivität ($\underline{Z}$ = -,85, $\underline{p}$ < .394) noch in der Häufigkeit der Primäraffekte ($\underline{Z}$ = -1,514, $\underline{p}$ < .130) findet sich jedoch ein signifikanter Unterschied zwischen den gesunden Frauen und den Patientinnen (vgl. Abb. 1).

Die mimisch affektive Gesamtaktivität ist bei den Patientinnen im Vergleich zu den gesunden Frauen also nicht signifikant reduziert, die gesunden Frauen zeigen allerdings eine etwas höhere Häufigkeit an Primäraffekten.

Frequenz einzelner Primäraffekte

Die Abbildung 2 zeigt die absolute Häufigkeit aller Primäraffekte in beiden Gruppen. In beiden Gruppen dominiert das soziale Lächeln als häufigster Affekt. Trauer und Angst werden dahingegen in beiden Gruppen selten gezeigt.

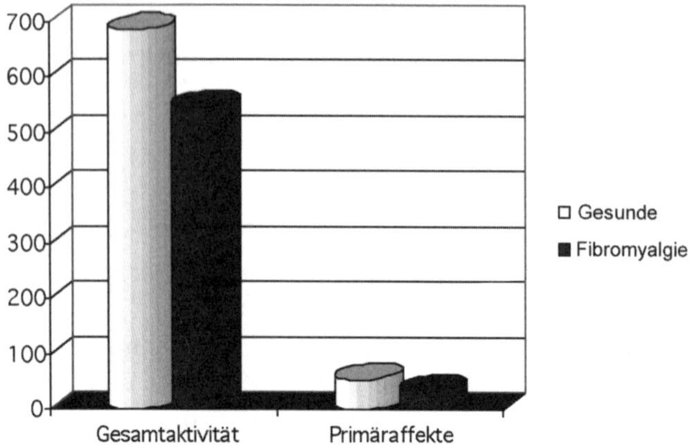

Abbildung 1: Mimische Gesamtaffektivität und Primäraffekte

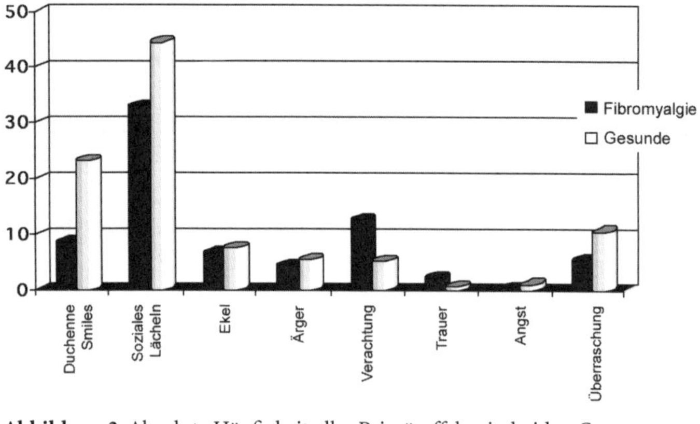

Abbildung 2: Absolute Häufigkeit aller Primäraffekte in beiden Gruppen

Duchenne Smiles und soziales Lächeln

Die gesunden Frauen ($\underline{x}$ = 23,1/$\underline{SD}$ = 13,9) zeigen bezogen auf die absolute Auftretenshäufigkeit signifikant mehr ($\underline{Z}$ = -3,464, $\underline{p}$ < .001) Duchenne Smiles als die Patientinnen ($\underline{x}$ = 8,5/ $\underline{SD}$ = 9,7). Auch zeigen die gesunden Frauen etwas mehr soziales Lächeln ($\underline{x}$ = 44,4/$\underline{SD}$ = 30,5) im Vergleich zu den Patientinnen ($\underline{x}$ = 32,9/$\underline{SD}$ = 30,7), dieser Unterschied wird jedoch nicht signifikant ($\underline{Z}$ = -1,348 $\underline{p}$ < .178). Der relative Anteil der gezeigten Duchenne Smiles bezogen auf die Gesamtanzahl der gezeigten Primäraffekte liegt bei den gesunden Frauen ($\underline{x}$ = 49,5/$\underline{SD}$ = 23,8) signifikant höher ($\underline{Z}$ = -2,697 $\underline{p}$ < .007) als bei den Patientinnen ($\underline{x}$ = 26,8/$\underline{SD}$ = 24,07). Der relative Anteil des gezeigten sozialen Lächelns ist jedoch bei den gesunden Frauen ($\underline{x}$ = 106,5/$\underline{SD}$ = 93,2) fast identisch mit dem der Patientinnen ($\underline{x}$ = 104,2/$\underline{SD}$ = 100,6).

Negative Affekte (Verachtung, Ekel, Ärger)

Im absoluten Auftreten des gezeigten Ärgers sowie des Ekels unterscheiden sich die gesunden Frauen (Ärger: G/$\underline{x}$ = 5,5/$\underline{SD}$ = 6,44; F/$\underline{x}$ = 4,4/$\underline{SD}$ = 4,7) (Ekel: G/$\underline{x}$ = 7,6/$\underline{SD}$ = 10,9; F$\underline{x}$ = 6,6/$\underline{SD}$ = 8,6) fast gar nicht von den Patientinnen, wobei die gesunden Frauen minimal mehr Ärger und Ekel zeigen. Verachtung jedoch wird von den Patientinnen absolut gesehen häufiger gezeigt ($\underline{x}$ = 12,6/$\underline{SD}$ = 8,9) als von den gesunden Frauen ($\underline{x}$ = 5,2/$\underline{SD}$ = 5,2), der Unterschied wird jedoch nicht signifikant ($\underline{Z}$ = -,934 $\underline{p}$ < .350).

Relativiert man die negativen Affekte an der Gesamtanzahl der gezeigten Primäraffekte, zeigen die Patientinnen minimal mehr Ärger (F/$\underline{x}$ = 10,5/$\underline{SD}$ = 7,6; G/$\underline{x}$ = 9,6/$\underline{SD}$ = 8,8) und Ekel (F/$\underline{x}$ = 16,8/$\underline{SD}$ = 18,8; G/$\underline{x}$ = 14,8/$\underline{SD}$ = 14,7) im Vergleich zu den gesunden Frauen. Der relative Anteil der gezeigten Verachtung ist allerdings mehr als doppelt so häufig und damit auch tendenziell signifikant höher ($\underline{Z}$ = -1,847 $\underline{p}$ < .065), bei den Patientinnen (F/$\underline{x}$ = 23,5/$\underline{SD}$ = 20,7; G/$\underline{x}$ = 10,9/$\underline{SD}$ = 8,4).

Überraschungsmimik

Überraschung wird in beiden Gruppen häufig gezeigt, wobei die gesunden Frauen ($\underline{x}$ = 10,6/$\underline{SD}$ = 14,3) diesen Primäraffekt häufiger zeigen als die Patientinnen ($\underline{x}$ = 5,4/$\underline{SD}$ = 5,02).

Diskussion

Ziel der vorliegenden Arbeit war die Untersuchung von ersten Indikatoren einer maladaptiven Beziehungsregulation im nonverbalen affektiven Verhalten von Fibromyalgie-Patientinnen. Ausgangspunkte waren unsere klinische Erfahrungen und Beschreibungen der sozialen Interaktion mit den Behandlern als »schwierig« in der Literatur. So wird beispielsweise die Erstgesprächssituation als angespannt und mit aggressiver Gegenübertragung beschrieben. Diese spezifische Beziehungsregulation wird von Seidl und Klußmann (1989) sogar als Diagnosekriterium der Fibromyalgie herangezogen. Gerade das übergenaue und konkretisierende Darstellen der somatischen Belastungen, die wir in der Studie in den Interviews auch erhoben haben, soll bei diesen Patienten nach Aussagen einiger Autoren der Kontrolle des Gesprächs und möglicherweise auch der Beziehung dienen.

In den Ergebnissen wurde deutlich, dass weder die mimische Gesamthäufigkeit noch die Häufigkeit der gezeigten Primäraffekte der Patientinnen im Vergleich zu den gesunden Frauen signifikant niedriger waren. Auch Merten und Brunnhuber (2004) konnten bei Patienten mit somatoformen Störungen keine derartige Reduktion finden. Für die Behandlungssituation könnte dies zur Folge haben, dass eine Diskrepanz zwischen den übergenauen und klagenden Leidensschilderungen der Fibromyalgie-Patienten und der affektiven Lebendigkeit entsteht, was im Behandler Zweifel über die Glaubwürdigkeit der Schilderungen erwecken könnte.

Wesentliche Unterschiede finden sich jedoch in der Auftretenshäufigkeit gewisser Primäraffekte zwischen den Gruppen. Affekten wird eine jeweils spezifische Bedeutungsstruktur in Form von Propositionen zugesprochen. Leitaffekt in beiden Stichproben ist das soziale Lächeln. Zweithäufigster Affekt in der Kontrollgruppe ist echte Freude; diese zeigen sie auch absolut und relativ signifikant häufiger als die Patientinnen. Jene hingegen zeigen Verachtung an zweiter Stelle, die Differenz in den relativen Häufigkeiten wird auch signifikant.

Das häufige Auftreten von sozialem Lächeln in der Kontrollgruppe ist wohl mit ein Effekt der ungewöhnlichen Untersuchungssituation, mit der die gesunden Frauen konfrontiert wurden, worauf auch die Erhöhung von Überraschung hinweist.

Echte Freude signalisiert den Wunsch nach Nähe und den Wunsch nach der Fortsetzung einer aktuellen Aktivität (Krause 1997). Sie stabilisiert die Beziehung und hält die Kommunikation lebendig, was demnach auch Auswirkungen auf die Gegenübertragung des Interviewers hat. In Alltagssituationen von zwei gesunden Probanden ist der Leitaffekt vornehmlich echte Freude (Merten 2001).

Die propositionale Struktur der Verachtung beinhaltet eine Abwertung des Partners in einem Ausmaß, dass mit dieser Person keine Beziehung gewünscht wird (Merten 2001). In Studien mit schizophrenen Patienten konnte gezeigt werden, dass diese die Verachtung zur Regulation von Nähe und Distanz einsetzen (Merten 1996).

Es kann festgehalten werden, dass die Fibromyalgie-Patientinnen sich von den gesunden Frauen in der mimisch affektiven Gesamtaktivität kaum unterscheiden, die Patientinnen demnach zumindest bezogen auf die affektive Ausdruckskomponente beim Behandler oder Interviewer nicht als »krank« erscheinen. Gleichzeitig jedoch wird auffällig, dass bei den Patienten im Vergleich zu den Kontrollpersonen beziehungsstabilisierende Elemente reduziert und distanzinduzierende und abwertende Komponenten erhöht sind.

Die Interaktionsschwierigkeiten werden auf dem Hintergrund dieser ersten Ergebnisse besser verstehbar; hat man doch eine Patientin vor sich, die ausführlich über jahrelange Schmerzen und Beschwerden ohne entsprechenden organpathologischen Befund klagt, dabei mimisch affektiv durchaus lebendig und »gesund« wirkt und gleichzeitig beziehungsstabilisierende Elemente vermissen lässt und distanzierende implantiert.

Weiterführend werden im Rahmen dieser Studie noch das Blickverhalten, das mimisch affektive Verhalten der Interviewer sowie das emotionale Erleben beider Interaktanden analysiert, was möglicherweise weitere Aufschlüsse auf die als »schwierig« erlebte Beziehungsregulation dieser Patientengruppe geben könnte.

Literatur

Alexander, R. W.; Bradley, L. A.; Alarcon, G. S. et al. (1998): Sexual and physical abuse in women with fibromyalgia: association with outpatient health care utilization and pain medication usage. Arthritis Care and Research 11 (2): 102.

Alniges, M. N. Y.; Barland, P. (2001): Fibromyalgie syndrome and serotonin. Clinical and Experimental Rheumatology 19: 205.

Arbeitskreis OPD (Hg.) (1996): Operationalisierte Psychodynamische Diagnostik. Grundlagen und Manual. 2. Aufl. Bern.

Buckelew, S. P.; Conway, R.; Parker, J. et al. (1998): Biofeedback/relaxation training and exercise interventions for fibromyalgia: a prospective trial. Arthritis Care and Research 11 (3): 196.

Cierpka, M.; Grande, T.; Stasch, M. et al. (2001): Zur Validität der Operationalisierten Psychodynamischen Diagnostik (OPD). Psychotherapeut 46: 122.

Der Spiegel (2002): Krieg im Sprechzimmer. Der Spiegel 6: 172.

Ecker-Egle, M. L.; Egle, U. T. (1993): Primäre Fibromyalgie. In: Egle, U. T.; Hoffmann S. O. (Hg.), Der Schmerzkranke. Stuttgart/New York, S. 530.

Ecker-Egle, M. L.; Egle, U. T. (2002): Fibromyalgie. In: Egle, U. T.; Hoffmann, S. O.; Lehmann, K. A.; Nix, W. A. (Hg.), Handbuch Chronischer Schmerz. Stuttgart/New York, S. 571.

Ekman, P.; Friesen, W. V. (1978): Manual for the Facial Action Coding System. Palo Alto.

Ekman, P.; Friesen, W. V. (1982): The felt, false and miserable smiles. Journal of Nonverbal Behaviour 6: 238.

Ellring, H. (1989): Nonverbal Communication in Depression. Cambridge.

Felde, E.; Novotny, U. (2002): Schmerzkrankheit Fibromyalgie. Stuttgart.

Flack, W. F.; Laird, J. D. (1998): Emotions in Psychopathology. Theory and Research. New York/Oxford.

Fridlund, A. J. (1991): The sociality of solitary smiles: effects of an implicit audience. Journal of Personality and Social Psychology 60: 229.

Friesen, W. V.; Ekman, P. (1987): Dictionary – Interpretation of FACS Scoring. Unveröffentlichtes Manuskript.

Goldberg, R. T.; Pachas, W. N.; Keiths, D. (1999): Relationship between traumatic events in childhood and chronic pain. Disability and Rehabilitation 21(1): 23.

Keel, P. J.; Bodoky, C.; Gerhard, U.; Müller, W. (1998): Comparison of integrated group therapy and group relaxation training for fibromyalgia. The Clinical Journal of Pain 14: 232.

Krause, R. (1997): Allgemeine Psychoanalytische Krankheitslehre. Bd. 1: Grundlagen. Stuttgart/Berlin/Köln.

Krause, R. (1998): Allgemeine Psychoanalytische Krankheitslehre. Bd. 2: Modelle. Stuttgart/Berlin/Köln.

Leibing, E.; Rüger, U.; Schüßler, G. (1999): Biographische Risiko-Faktoren und psychische Störungen bei Patienten mit Fibromyalgie-Syndrom. Zeitschr. f. Psychosom. Med. 45: 142.

Martinez, J. E.; Ferraz, M. B.; Fontana, A. M.; Atra, E. (1995): Psychological aspects of brazilian women with fibromyalgia. Journal of Psychosomatic Research 39: 167.

Merten, J. (1996): Affekte und die Regulation nonverbalen, interaktiven Verhaltens. Strukturelle Aspekte mimisch-affektiven Verhaltens und die Integration von Affekten in Regulationsmodellen. Bern.

Merten, J. (1997): Facial-affective behaviour, mutual gaze and emotional experience in dyadic interactions. Journal of Nonverbal Behaviour 21 (3): 179.

Merten, J. (2001): Beziehungsregulation in Psychotherapien. Maladaptive Beziehungsmuster und der therapeutische Prozeß. Stuttgart/Berlin/Köln.

Merten, J.; Brunnhuber, S. (2004): Facial expression and experience of emotions in psychodynamic interviews with patients suffering from a pain disorder. Indicators of disorders in self- and relationship-regulation in the involuntary facial expression of emotions. Psychopathology (im Druck).

Rief, W.; Hiller, W.; Heuser, J. (1997): SOMS. Das Screening für Somatoforme Störungen. Manual zum Fragebogen. Bern.

Rossy, L. A.; Buckelew, S. P.; Dorr, N. et al. (1999): A meta-analysis of fibromyalgia treatment interventions. Annual of Behaviour Medicine 21(2): 180.

Russell, I. J. (1997): Neurochemical pathogenesis of fibromyalgia syndrome. Zeitschrift für Rheumatologie 56 (6): 364.

Schulz, S. (2000): Affektive Indikatoren struktureller Störungen. Dissertation an der Universität des Saarlandes, Fakultät 5: Philosophische Fakultät III – Empirische Humanwissenschaften. Saarbrücken.

Schwab, F. (2000): Affektchoreographien. Dissertation an der Universität des Saarlandes, Fakultät 5: Philosophische Fakultät III – Empirische Humanwissenschaften. Saarbrücken.

Schwab, F.; Krause, R. (1994): Über das Verhältnis von körperlichen und mentalen emotionalen Abläufen bei verschiedenen psychosomatischen Krankheitsbildern. Zeitschrift für Psychotherapie, Psychosomatik, Medizinische Psychologie 44: 308.

Seidl, O.; Klußmann, R. (1989): Zur Psychosomatik des Weichteilrheumatismus, insbesondere der Fibromyalgie. In: Klußmann, R.; Schattenkirchner, M. (Hg.), Der Schmerz- und Rheumakranke. Berlin, S. 59.

Traue, H. C. (1998): Emotion und Gesundheit. Die psychobiologische Regulation durch Hemmungen. Heidelberg/Berlin.

Walker, E. A.; Keegan, D.; Gardner, G.; Sullivan, M.; Bernstein, D.; Kayton, J. K. (1997): Psychosocial factors in fibromyalgia compared with rheumatoid arthritis: II. sexual, physical, and emotional abuse and neglect. Psychosomatic Medicine 59: 572.

Wallace, D. J. (1997): The fibromyalgia syndrome. Annals of Medicine 29: 9.

Wittchen, H. U.; Pfister, H. (Hg.) (1997): Composite International Diagnostic Interview (DIA-X-M-CIDI) in PC Version. Swets & Zeitlinger B. V.; Swets Test Services, Frankfurt.

Wolfe, F.; Smythe, H. A.; Yunus, M. B. et al. (1990): The american college of rheumatology. Criteria for the classifiction of fibromyalgia: report of the multicenter criteria comitee. Arthritis and Rheumatism 33(2): 160–172.

Die Autoren danken der Stiftung »Psychosomatik der Wirbelsäulenerkrankungen« für die Förderung dieses Projekts.

Boudewijn Van Houdenhove

Fibromyalgie-Patienten – warum wir ihrer Lebensgeschichte größere Aufmerksamkeit widmen sollten

Dieser Beitrag konzentriert sich auf »funktionelle« chronische Schmerzsyndrome, das heißt Schmerz ohne nachweisbares organisches Substrat, wofür das Fibromyalgie-Syndrom als Beispiel par excellence dient. Fibromyalgie ist noch immer ein schwer fassbares und sehr umstrittenes Syndrom, das hauptsächlich aus Ganzkörperschmerz und Druckempfindlichkeit, Schlafstörungen und rascher Ermüdbarkeit besteht. Es überschneidet sich weitgehend mit anderen funktionellen somatischen Syndromen wie dem Chronic Fatigue Syndrome (CFS) und dem Reizdarmsyndrom (IBS) (Buskila 2001).

Unserer Ansicht nach kann man viele der gegenwärtigen Diskussionen und Kontroversen über Fibromyalgie auf die Tatsache zurückführen, dass der Patientengeschichte nicht genügend Aufmerksamkeit gewidmet wird, das heißt auf die relative Vernachlässigung eines *narrativen* Ansatzes, und zwar sowohl in der klinischen Praxis als auch in der Forschung. Aus klinischer Sicht ist es notwendig, der Patientengeschichte zuzuhören, um eine angemessene diagnostische Einschätzung vornehmen, die Leistungsfähigkeit fundiert beurteilen und optimale therapeutische Hilfe bereitstellen zu können. Aus Sicht der Forschung könnte ein narrativer Ansatz wesentlich zur Aufhellung der Ätiologie und Pathogenese dieses Syndroms und anderer funktioneller somatischer Syndrome beitragen (Van Houdenhove 2002).

Die 45-jährige Frau A. klagte über chronischen Ganzkörperschmerz, Druckempfindlichkeit, starke Kopfschmerzen, physische und mentale Erschöpfung, rasche Ermüdbarkeit und Unwohlsein nach kleinsten Anstrengungen. Die Symptome fingen nach einem Schleudertrauma an, das zunächst Nacken- und

Schulterschmerzen hervorgerufen hatte, sich dann aber stufenweise auf den gesamten Körper ausbreitete.

Nachdem sie ihre Beschwerden dargestellt hatte, schrie Frau A. auf: »Herr Doktor, wie ist es möglich … Ich hatte ein unglückliches Leben mit einem Mann, der mich körperlich und moralisch terrorisiert hat … Aber ich habe mich immer geweigert aufzugeben, wegen meines Sohnes … Vor zwei Jahren hat mein Sohn das Zuhause verlassen, und ich konnte mich endlich scheiden lassen. Jetzt habe ich eine wunderbare Beziehung zu einem Mann, der mich liebt, aber dieses schreckliche Schleudertrauma ist meinem neuen Glück in die Quere gekommen. Jetzt, wo ich die Möglichkeit habe, mich emotional zu erholen, hat mich mein Körper im Stich gelassen, ich komme mir vor wie bei einem ›Totalschaden‹, es tut überall weh, ich habe keine Energie, ich kann nicht schlafen …«

Später im Interview fügte Frau A. hinzu, dass ihr emotionales Leid bereits in der Kindheit begonnen habe. Als älteste Tochter einer Familie mit sieben Kindern musste sie ihre chronisch kranke Mutter ersetzen und sich um die jüngeren Kinder kümmern. Überdies war ihr Vater Alkoholiker und misshandelte sie und ihre Mutter regelmäßig.

Frau A. erzählte mir weiterhin, dass sie sich durch den Arzt, der die Leistungsfähigkeitseinschätzung vorgenommen hatte, sehr gekränkt gefühlt habe: »Er sagte, ich sei objektiv nicht krank, weil er nicht genug positive Tender Points finden konnte, und meine Kontrollpunkte waren auch positiv. Außerdem erklärte er, dass die Scheidung der wahre Grund für meine Schmerzen sei. Aber, Herr Doktor, glauben Sie mir, der Schmerz findet nicht nur in meinem Kopf statt, er brennt in meinen Armen und Beinen … würden Sie mich unterstützen, wenn ich ein Gerichtsverfahren anstrengte, um mein Recht zu bekommen?«

Am Ende des Interviews vertraute mir Frau A. an, dass sie jegliches Vertrauen in die konventionelle Medizin verloren habe. Während der vorangegangenen Monate habe sie verschiedene alternative Heilpraktiker zurate gezogen, denn »die nehmen meine Beschwerden zumindest ernst«. Bis zum Zeitpunkt des Interviews hatten jedoch weder eine breite Auswahl an körperlichen Behandlungsmethoden und Kunstgriffen noch verschiedenartige diätetische Restriktionen und Präparate irgendeine Form positiver Veränderung bewirkt.

Diagnose

In unserer psychiatrischen Praxis haben wir von Dutzenden von Patienten Abwandlungen dieser Geschichte gehört. Eine emotionale Belastung, oft von der frühen Jugend an und über das Erwachsenenleben anhaltend – bis eine körperliche Verletzung oder ein anhaltender Infekt den Kampf zu einem Ende brachte. Auch Geschichten über häufige medizinische Missverständnisse, die bei diesen Patienten viel Ärger und zusätzliches Leiden hervorrufen und sie dazu zwingen, sich im Labyrinth der konventionellen und alternativen Medizin auf eine unergiebige Suche nach Hilfe einzulassen. Warum könnte es für die Diagnose wichtig sein, den Geschichten dieser Patienten zuzuhören?

Tender Points oder empfindliche Patienten …

Vor einigen Jahren veröffentlichten wir einen Artikel über Fibromyalgie mit dem Titel »Tender points or tender patients?« (Van Houdenhove et al. 1994). Wir legten dar, dass Ärzte mehr tun sollten, als die Reaktion der Patienten »auf den Daumendruck des Arztes« zu kontrollieren, um eine umfassende diagnostische Evaluation bei Fibromyalgie-Patienten aufzustellen, und zwar sollten sie in erster Linie deren Geschichten zuhören. Unser Artikel war insofern provokant, als die meisten Kliniker und Forscher zu der Zeit unter dem zwingenden Einfluss des American College of Rheumatology der Ansicht waren, das Auszählen von Tender Points sei das einzige »objektive« Kennzeichen von Fibromyalgie (Wolfe et al. 1990).

Die Zeiten haben sich geändert. Während vermehrt Hinweise auf allgemeine Schmerz-Hypersensitivität bei Fibromyalgie gefunden wurden, wurden Validität und klinischer Nutzen des Tender-Point-Kriteriums ernsthaft in Frage gestellt (Croft 2000). Letzteres könnte vielmehr als Pseudo-Objektivierungsstrategie betrachtet werden, weil es das moderne Wissen über die Komplexität des Schmerzerlebens und -verhaltens vollständig leugnet. In der Tat sind sensorische Abweichungen, Symptomwahrnehmung und Symptomberichte nur lose miteinander verbunden und können durch Erwartungen, Einstellungen, Emotionen und sogar kulturelle Überzeugungen der Patienten (und Ärzte) tief gehend beeinflusst sein (Pennebaker 1982).

Psychopathologie: Ursache oder Folge?

In den neunziger Jahren war es politisch korrekt zu behaupten, dass psychologische oder psychopathologische Faktoren bei Fibromyalgie bestenfalls eine verständliche Reaktion auf die Krankheit seien. Zum Beispiel legte die »Kopenhagener Erklärung« (Copenhagen declaration 1992) buchstäblich fest, dass Ärzte damit aufhören sollten, Fibromyalgie-Patienten als »Hypochonder« zu betrachten. Andere Forscher behaupteten, dass die Psychopathologie nicht mit der Krankheit an sich zusammenhänge, sondern eher mit dem Verhalten des Patienten bezüglich der medizinischen Versorgung. Demnach würde ein Fibromyalgie-Patient dann dazu neigen, medizinische Hilfe aufzusuchen, wenn er ein zusätzliches Depressions- oder Angstproblem hätte (Aaron et al. 1996).

Heutzutage mehren sich die Hinweise darauf, dass Fibromyalgie in vielen Fällen *intrinsisch* mit psychosozialen Problemen oder sogar mit manifester Psychopathologie verbunden ist. Zugegebenermaßen fanden die meisten Studien zu diesem Sachverhalt in Settings des tertiären Gesundheitssystems statt – was ihre Verallgemeinerung verhindern könnte –, aber neueste Bevölkerungsstudien deuten darauf hin, dass Fibromyalgie auch in der Allgemeinheit häufig mit vorangegangenen oder anhaltenden psychosozialen Belastungen oder psychischen Störungen gekoppelt ist (McBeth et al. 2001).

Daraus kann man folgern, dass eine sorgfältige diagnostische Evaluierung von Fibromyalgie-Patienten mehr als eine klinische Erfassung von Symptomen oder Tender Points sein sollte. Sie sollte immer einschließen, dass man der Geschichte des Patienten sorgfältig zuhört. Dass ein solches Zuhören in der zeitgenössischen Medizin eher die Ausnahme als die Regel ist, veranschaulicht eine klinische Fallbesprechung über das Chronic Fatigue Syndrome, die in einem angesehenen medizinischen Journal veröffentlicht wurde. Darin kann kein einziges Wort über den psychosozialen Kontext des Patienten, geschweige denn über seine Lebensgeschichte ausfindig gemacht werden (Komaroff 1997).

Einschätzung der Leistungsfähigkeit

Fibromyalgie-Patienten sind nicht nur krank, sondern ihre Symptome können ihr alltägliches Funktionieren beeinträchtigen und zu ernst zu nehmender Leistungsunfähigkeit und Störungen in ihrem Leben führen. Viele Autoren schrieben über das Problem der Einschätzung der Leistungsfähigkeit, dies führte zu erhitzten sozialmedizinischen Diskussionen und einer Lawine von kritischen Leitartikeln in rheumatologischen und orthopädischen Journalen (Hadler 1996).

Die Fallen der »Objektivität«

Sicherlich ist es keine leichte Aufgabe, das Niveau der Leistungsfähigkeit bei Patienten mit funktionellen somatischen Syndromen zu bestimmen. Die Tatsache, dass eine solche Beurteilung fast ausschließlich von subjektiven Berichten abhängt, wird generell als schwerwiegender Nachteil angesehen. Dennoch dürften es das ausreichend detaillierte Erfragen des alltäglichen physischen und mentalen Funktionierens des Patienten und das sorgfältige Überprüfen von interner Logik und Konsistenz der Antworten in den meisten Fällen erlauben, die Leistungsfähigkeit »objektiv« einzuschätzen. Psychometrische Tests und Informationen von signifikanten Anderen können von zusätzlichem Nutzen sein, sollten aber immer innerhalb des persönlichen Berichts des Patienten interpretiert werden.

Unglücklicherweise wird der Terminus »objektiv« in der klinischen und sozialmedizinischen Praxis oftmals mit »messbar« gleichgesetzt – wohingegen sich der Begriff in erster Linie auf die wissenschaftlichen Kriterien der Validität und Reliabilität bezieht. Niemand wird bestreiten, dass die Leistungsfähigkeit bei psychiatrischen Patienten (zum Beispiel bei denjenigen mit Depressionen, Angst- oder Zwangsstörungen) »objektiv« eingeschätzt werden kann, obwohl sie nicht unmittelbar gemessen werden kann. Warum sollten funktionelle somatische Syndrome wie Fibromyalgie aus sozialmedizinischer Sicht anders behandelt werden?

Darüber hinaus kann die Lebensgeschichte des Patienten vielleicht erklären, warum sein oder ihr Leistungsfähigkeitsniveau weitaus geringer sein kann, als man aus der Messung der Funktionsleistung schließen kann. Beispielsweise wird ein Fibromyalgie-Patient, der in der Kindheit emotional vernachlässigt und misshandelt wurde, der später versucht hat, unbefriedigte Abhängigkeitsbedürfnisse durch frenetische Überaktivität zu kompensieren, wahrscheinlich von passiven und regressiven Tendenzen überwältigt werden, die physiologisch nicht erklärt, aber psychologisch sehr wohl verstanden werden können.

Soziale Aspekte

Dies ändert nichts an der Tatsache, dass sozialmedizinische Gutachter dazu verpflichtet sind, potenziellen Missbrauch des Sozialversicherungssystems zu verhindern. Sie sollten sich beispielsweise des wachsenden Einflusses von Selbsthilfeorganisationen, Interessenverbänden und moderner Medien wie dem Internet auf das »Geschichtenerzählen« und die Symptomdarstellung der Patienten bewusst sein, aber dies darf nicht zu paranoiaähnlichen Vorurteilen führen, in denen jeder Fibromyalgie-Patient verdächtigt wird, ein potenzieller Simulant zu sein.

Andererseits sollte man verstehen, dass die Arbeitsfähigkeit bei Fibromyalgie-Patienten auch ein gesellschaftliches Problem ist. Es hängt nicht nur von den funktionellen Einschränkungen des Patienten ab, ob er weiterarbeiten kann, sondern auch von dem Willen der Arbeitgeber, Arbeitsumgebungen und Arbeitsaufgaben anzupassen und individualisierte Lösungen anzubieten (Liedberg u. Hendriksson 2002). Aus breiterer gesellschaftlicher Sicht ist es Zeit zu untersuchen, warum stressbedingte Krankheiten in allen westlichen Ländern ansteigen, und zu besprechen, wie die Gesellschaft mit der wachsenden Anzahl von Leistungsunfähigkeits- und Entschädigungsansprüchen umgehen sollte.

Therapie

Es kann auch einen wichtigen therapeutischen Nutzen haben, der Geschichte des Patienten zuzuhören: Es kann eine dauerhafte Veränderung des Lebensstils ermöglichen, auf spezifische therapeutische Bedürfnisse hinweisen und verhindern, dass der Patient die konventionelle Medizin verlässt.

Hinderungsgründe für Veränderungen

Da es bei Fibromyalgie keine Ursachenbehandlung gibt, bestehen therapeutische Maßnahmen hauptsächlich aus Symptomkontrolle und daraus, die Patienten darin zu ermutigen, angemessen mit ihrem Zustand umzugehen, sich realistisch an ihre funktionellen Einschränkungen anzupassen und ihre Lebensqualität zu verbessern. Es konnte gezeigt werden, dass kognitive Verhaltenstherapie in Kombination mit abgestuftem Aktivitätstraining sehr nützlich sein kann, um dieses Ziel zu erreichen (Whiting et al. 2001). Dennoch kann vielen Fibromyalgie-Leidtragenden nicht bestmöglich geholfen werden, wenn man ihre Geschichte aus dem Therapieplan wegfallen lässt.

Der Versuch, den Lebensstil zu ändern, endet in der Tat oft in einer Identitätskrise, die weit ausgeprägter sein kann, wenn mögliche Verbindungen mit der Lebensgeschichte unentdeckt bleiben. Zur Veranschaulichung: Während unserer therapeutischen Arbeit mit Frau A. wurde deutlich, dass sie körperliche Einschränkungen kaum akzeptieren konnte, weil sie für ihren neuen Partner so sorgen wollte, wie sie es immer für ihre Familie getan hatte, und weil ihr Selbstwertgefühl stark von dieser versorgenden Funktion abhing.

Dies impliziert nicht, dass Fibromyalgie-Patienten immer eine psychodynamische oder interpersonelle Therapie durchführen sollten. Aber wenn kognitive Verhaltenstherapeuten die Lebensgeschichte des Patienten stärker berücksichtigen würden – anstatt sich ausschließlich auf die Folgen der Krankheit zu konzentrieren –, könnten grundlegendere und dauerhaftere Veränderungen im Lebensstil (und den Lebenszielen) erreicht werden.

Die Auswirkungen einer traumatischen Vorgeschichte

Eine beachtliche Anzahl von Fibromyalgie-Patienten berichtet eine sehr belastende Lebensgeschichte (Van Houdenhove et al. 2001a). Deshalb sollten taktvolle Fragen über solche Erfahrungen Teil eines jeden diagnostischen Interviews sein, da diese Patienten im Allgemeinen einen umfassenderen therapeutischen Ansatz benötigen. Viele von ihnen leiden in der Tat an den negativen Folgen einer unsicheren frühen Bindung und haben darauf folgend Persönlichkeitsprobleme (zum Beispiel eine Borderline-Persönlichkeitsstörung), was die Beziehungen zu den Pflegern ambivalent oder sogar offen feindselig macht. Indem man die Behandlung in einer Art »stützender Umgebung« beginnt, kann man folglich vielleicht ein vertrauensvolles therapeutisches Bündnis schaffen, in dem mit Widerständen und Übertragungsreaktionen sorgfältig umgegangen werden und die Motivation der Patienten für aktives Coping, Selbsthilfe und Selbstwirksamkeit stufenweise unterstützt werden kann. Ein solcher therapeutischer Aufenthalt erlaubt die Integration von kognitiven Verhaltensstrategien und abgestuftem Aktivitätstraining mit einigen Formen erlebnisorientierter, psychodynamischer oder interpersoneller Psychotherapie sowie Entspannungstherapie und psychopharmakologischer Unterstützung.

Konventionell oder alternativ?

Es gibt einen abschließenden therapeutischen Grund, der Geschichte des Patienten zuzuhören. Die Medizin war noch nie wissenschaftlicher und beruhte noch nie mehr auf Belegen als heute, und dennoch wagt sich eine riesige Anzahl von Patienten auf den Pfad alternativer oder ergänzender Therapien (Pioro-Boisset et al. 1996). Ist es möglich, dass unsere Medizin dadurch, dass sie sich exzessiv auf ihre technische und wissenschaftliche Macht konzentriert, die Wichtigkeit des *Zuhörens* vergisst? Und dass sie dadurch die komplexe und zwischenmenschliche Natur der klinischen Versorgung zu sehr vereinfacht und die Kunst und Menschlichkeit ihrer Ausübung verliert?

Ätiologie und Pathogenese

Ein narrativer (oder *ideografischer*) Ansatz kann auch einen heuristischen Wert haben und die klassischen *nomothetischen* Gruppenuntersuchungen ergänzen. Der Geschichte des Patienten zuzuhören beweist unbestreitbar, dass Psychologie und Psychopathologie nicht allein als Folge der Krankheit trivialisiert werden können, sondern eine entscheidende ätiopathogenetische Rolle spielen können.

Ätiologie

In den meisten Fällen enthüllt die Geschichte, dass die Symptome durch das Zusammenspiel von Vulnerabilität und auslösenden und aufrechterhaltenden Faktoren verursacht werden. Ätiopathogenetische Kontroversen – wie diejenige, ob es eine Fibromyalgie nach einem Schleudertrauma gibt oder nicht – könnten früher entscheiden werden, wenn man allzu simple dualistische Schemata verlassen und die Komplexitäten der Patientengeschichte stärker berücksichtigen würde.

Die Geschichte von Frau A. legt beispielsweise nahe, dass ein körperliches Trauma, das während oder nach einer Episode emotionalen Stresses auftritt, bei vulnerablen Individuen eine anormale Schmerzreaktion auslösen kann, die wiederum normale Heil- und Erholungsprozesse mittels verschiedener aufrechterhaltender Faktoren behindern kann.

Prädisponierende oder auslösende Faktoren der Fibromyalgie können sowohl physisch als auch psychisch sein, etwa in der Form körperlicher oder geistiger Überaktivität oder ungünstiger Lebensereignisse in der Kindheit und/oder dem Erwachsenenalter (Van Houdenhove et al. 2001a, b). Außerdem zeigen die individuellen Geschichten, dass solche chronischen Stressfaktoren gewöhnlich mittels komplexer psychodynamischer Muster verflochten sind (Van Houdenhove 2002).

Pathogenese

Psychoanalytische Autoren stellten die Hypothese auf, dass chronischer Schmerz ein Substitut für seelisches Leid sein, Selbstbestrafung oder masochistische Tendenzen mildern oder unterdrückte Abhängigkeitsbedürfnisse erfüllen könnte. Das bedeutet, dass Schmerz als eine Form der Somatisierung betrachtet werden könnte (Engel 1959). Obgleich solche Erklärungen innerhalb des psychoanalytischen Rahmens angemessen sind, wurden sie von den meisten Schmerzforschern jedoch nie allzu ernst genommen.

Andererseits vermehren sich Hinweise darauf, dass Somatisierung auf einem neurobiologischen Substrat basieren könnte, in dem die Hypothalamus-Hypophysen-Nebennieren-Achse (HPA-Achse) und Stresshormone wie adrenocorticotropes Hormon (ACTH) und Kortisol eine Schlüsselrolle spielen. Interessanterweise wird auch ein gesteigertes Augenmerk auf die wichtige Rolle ungünstiger Kindheitserlebnisse bei der Entwicklung des Stresssystems gelegt. Tier- und Menschenforscher versuchen herauszufinden, wie lang anhaltende negative oder traumatische Erfahrungen in Interaktion mit genetischen Faktoren die Entwicklung der HPA-Achse tief greifend beeinflussen und irreversible neurobiologische Vulnerabilitäten für psychische und physische Krankheiten im späteren Leben verursachen können (Monk et al. 2002; Heim et al. 2002).

Im Hinblick auf Fibromyalgie und Chronic Fatigue Syndrome haben Forscher übereinstimmend herausgefunden, dass sowohl die HPA-Achse als auch das Autonome Nervensystem bei diesen Störungen *hyporeaktiv* zu sein scheinen, was sich höchstwahrscheinlich aus einer zentralnervösen Dysfunktion ergibt (Buskila 2001; Gaab et al. 2002). Dies legt nahe, dass Fibromyalgie und Chronic Fatigue Syndrome aus einer »Erschöpfung« des chronisch überlasteten Stresssystems resultieren, mit anderen Worten, aus einer Auszehrung, einem Niederfahren oder sogar einer strukturellen Angleichung einer zuvor »hyperaktiven« HPA-Achse. Diese neuroendokrine Dysregulation kann wiederum zu Immunaktivation mit einer Überproduktion von entzündungsfördernden Zytokinen (wie Interleukin-6) und nozizeptiven Neuromodulatoren (wie Substanz P) führen, was eine unangemessene »Krankheitsreaktion« (fieberähnliche Symptome, Konzentrationsschwierigkeiten) und ein generelles Absinken der Schmerzgrenze verursacht. Neueste Hinweise aus Studien mit bildgebenden Verfahren scheinen zusätzlich zu bestätigen, dass dysfunktionale Prozesse im Zentralen Nervensystem und im Gehirn an der abweichenden Schmerzverarbeitung beteiligt sein können (Gracely et al. 2002).

Diese neurobiologischen Daten und Hypothesen können zu einem besseren Verständnis von Geschichten wie der von Frau A. führen. Man könnte begreifen, dass ihr Stresssystem viele Jahre hindurch überlastet worden war und anschließend nicht mehr angemessen auf den zusätzlichen physischen und psychischen Stress des Schleudertraumas reagieren konnte – trotz der Tatsache, dass ihre frühere emotionale Belastung in der Zwischenzeit zu Ende gegangen war. Dies steht im Einklang mit experimentellen neurobiologischen Befunden, dass chronischer Stress nachfolgende Reaktionen auf akute Stressoren tief greifend modifizieren kann, was mit den Veränderungen der HPA-Achse zusammenhängen könnte (Pike et al. 1997).

Für die Zukunft kann man erwarten, dass die integrativen Wissenschaften der Psychoneuroendokrinologie und Psychoneuroimmunologie die kartesische Lücke zwischen Biologie und Psychologie in der Somatisierung schließen und die starke Einwirkung der »Geschichte auf den Körper« erklären werden.

Schlussfolgerung

Funktionelle somatische Syndrome wie die Fibromyalgie können als Herausforderung oder sogar als Testfall der modernen Medizin betrachtet werden. Die Syndrome zwingen uns dazu, das Subjektive in der Medizin ernst zu nehmen. Achtsam für die Geschichte des Patienten zu sein ist notwendig, um eine sorgfältige Diagnose zu erstellen, eine angemessene Einschätzung der Leistungsfähigkeit vorzunehmen und optimale therapeutische Hilfe bereitzustellen. Darüber hinaus kann es wichtige Perspektiven für die ätiopathogenetische Forschung eröffnen. Zukünftige Kliniker werden hoffentlich nicht blindlings den Pfaden einer zu eng definierten, auf Beweisen basierten Medizin folgen, sondern den Nutzen und die komplementäre Rolle einer auf Narrativen basierten Medizin in die Praxis umsetzen.

Literatur

Aaron, L. A.; Bradley, L. A.; Alarcon, G. S. et al. (1996): Psychiatric diagnoses in patients with fibromyalgia are related to health care seeking behavior rather than to illness. Arthritis Rheum. 39: 436–445.

Anonymus (1992): Fibromyalgia. The Copenhagen declaration. Lancet 340: 663.

Buskila, D. (2001): Fibromyalgia, chronic fatigue syndrome, and myofascial pain syndrome. Curr. Opin. Rheumatol. 13: 117–127.

Croft, P. (2000): Tender points: Testing for tendereness. What's the point? J. Rheumatol. 27: 2531–2533.

Engel, G. (1959): ›Psychogenic‹ pain and the pain-prone patient. Am. J. Med. 26: 899–918.

Gaab, J.; Huster, D.; Peisen, R. et al. (2002): Hypothalamic-pituitary-adrenal axis reactivity in chronic fatigue syndrome and health under psychological, physiological, and pharmacological stimulation. Psychosom. Med. 64: 951–962.

Gracely, R. H.; Petzky, F.; Wolf, J. M. et al. (2002): Functional magnetic resonance imaging evidence of augmented pain processing in fibromyalgia. Arthritis Rheum. 46: 1333–1343.

Hadler, N. M. (1996): If you have to prove you are ill, you can't get well. The object lesson of fibromyalgia. Spine 21: 2397–2400.

Heim, C.; Newport, D. J.; Wagner, D. et al. (2002): The role of adverse experiences and adult stress in the prediction of neuroendocrine stress reactivity in women: A multiple regression analysis. Depress. Anxiety 15: 117–125.

Komaroff, A. L. (1997): A 56-year-old woman with chronic fatigue syndrome. JAMA 278: 1179–1185.

Liedberg, G. M.; Hendriksson, C. M. (2002): Factors of imortance for work disability in women with fibromyalgia. An interview study. Arthritis Care Res. 47: 266–274.

McBeth, J.; McFarlane, G. J.; Benjamin, S. et al. (2001): Features of somatisation predict the onset of chronic widespread pain: Results of a large population-based study. Arthritis Rheum. 44: 940–946.

Monk, C. S.; Pine, D. S.; Charney, D. S. (2002): A developmental and neurobiological approach to early trauma research. Sem. Clin. Neuropsychiatry 7: 137–146.

Pennebaker, J. (1982): The Psychology of Physical Symptoms. New York.

Pike, J. L.; Smith, T. L.; Hauger, R. L. et al. (1997): Chronic stress alters sympathetic, neuroendocrine, and immunoloigc responsivity to an acute psychological stressor in humans. Psychosom. Med. 59: 447–457.

Pioro-Boisset, M.; Esdale, J. M.; Fitzcharles, M. A. (1996): Alternative medicine use in fibromyalgia syndrome. Arthritis Care Res. 9: 13–17.

Van Houdenhove, B. (2002): Listening to CFS. Why we should pay more attention to the story of the patient. J. Psychosom. Res. 52: 495–499.

Van Houdenhove, B.; Vasquez, G.; Neerinckx, E. (1994): Tender points or tender patients? The value of the psychiatric in-depth interview for assessing and understanding psychopathological aspects of fibromyalgia. Clin. Rheumatol. 13: 470–774.

Van Houdenhove, B.; Neerinckx, E.; Lysens, R. et al. (2001a): Victimization in chronic fatigue syndrome and fibromyalgia in tertiary care: A controlled study on prevalence and characteristics. Psychosomatics 42: 21–28.

Van Houdenhove, B.; Neerinckx, E.; Lysens, R. et al. (2001b): Premorbid overactive lifestyle in chronic fatigue syndrome and fibromyalgia. Etiological factor or proof of good citizenship? J. Psychosom. Res. 51: 571–576.

Whiting, P.; Bagnall, A. M.; Sowden, A. J. et al. (2001): Intervention for the treatment and management of chronic fatigue syndrome. JAMA 286: 1360–1368.

Wolfe, F.; Smythe, H. A.; Yunus, M. B. et al. (1990): The American College of Rheumatology 1990 criteria for the classification of fibromyalgia. Arthritis Rheum. 33: 160–172.

Edward Shorter

Die Geschichte der Fibromyalgie aus psychosomatischer Perspektive

Im Jahr 1859 stellte sich der große deutsche Nervenarzt Carl Friedrich Flemming, vormals leitender Arzt der Irrenheilanstalt Sachsenberg bei Schwerin, eine mehr oder weniger ewige Frage in der Medizin: »Ist die Häufigkeit des Wahnsinns im Wachsen begriffen, und hat die Civilisation Antheil daran?« (Flemming 1859, S. XVIII). Heute stellen wir uns dieselbe Frage, wie Generationen von Ärzten und Philosophen es schon vorher getan haben: »Werden dem Menschen heute im ›Prozess der Zivilisation‹ Dinge abverlangt, die er seelisch nicht mehr verkraften kann?« Die alte Frage also, nur mit dem modischen, von Norbert Elias (1969) stammenden Ausdruck »Prozess der Zivilisation« geschmückt.

Aber unser Diskussionsansatz bekommt einen zweiten Teil: Wir reden heute nicht mehr vom »Wahnsinn«, wie einst Flemming, sondern vom »chronischen Schmerz«. Im 19. Jahrhundert war chronischer Schmerz kein Begriff. Alle mussten ihn erleiden, der Schmerz war als ein Teil des menschlichen Daseins aufzufassen. Heute ist der chronische Schmerz zur Drehscheibe der psychosomatischen Medizin sowie eine der Hauptklagen in der Medizin überhaupt geworden (Barsky 1988).

Eine Statistik mag diesen Punkt unterstreichen: Kurt Kroenke fand in einer Untersuchung der häufigsten Symptome unter 1.000 ambulanten Patienten in einer amerikanischen Allgemeinpraxis, dass unter 567 geschilderten Symptomen 38,6 Prozent Schmerzen betrafen, meist chronische, und dass die weitaus größte Anzahl dieser Klagen entweder »medizinisch unerklärbar« oder ausgesprochen psychogen waren (Kroenke 1989). Und der Kern des chronischen Schmerzes bildet die Fibromyalgie.

Was spielt sich hier ab?

Wir befinden uns auf dem Gebiet der Psychosomatik, genauer ausgedrückt, körperlicher Symptome, die keine organische Basis besitzen, aber dennoch von den Patienten als ein organisches Leiden aufgefasst werden – Symptome, für die medizinische Hilfe gesucht wird (Shorter 1994). Wie sind solche Symptome, zu denen die Fibromyalgie zählt, historisch aufzufassen?

Als Medizinhistoriker erlaube ich mir keinen Kommentar dazu, ob die Fibromyalgie eine »eigenständige« Krankheit ist oder nicht – die große Mehrzahl der naturwissenschaftlichen Fachleute zweifelt daran (Hadler 1996) –, aber in dieser kurzen Darstellung kann ich wenigstens drei Bemerkungen machen, die vielleicht nützlich in der Klärung dieser Frage sein könnten.

- Die Medizingeschichte ist mit peinlichen und jetzt diskreditierten Bemühungen angefüllt, privilegierte Verbindungen zwischen gewissen Hautregionen und dem Gehirn zu finden. Man denke an die Metallotherapie für Nervenkrankheiten im 19. Jahrhundert, ein Vorfahr von gewissen heutigen Ideen über die Fibromyalgie (Harrington 1987).
- Die funktionellen Symptome von Patienten – Symptome ohne eine nachweisbare anatomische oder physiologische Basis – sind so veränderlich wie die Wüstendünen und ändern sich von Jahrzehnt zu Jahrzehnt oder Jahrhundert zu Jahrhundert. Man kann fast sicher sein, dass das Chronic Fatigue Syndrome von heute auf morgen etwas anders benannt werden wird. Das klinische Bild wird sich nach dem neuen Etikett richten, obwohl der psychosomatische Impuls dergleiche bleibt. (Genau wie die Hysterie in die Somatisierung aufgegangen ist, ohne große Veränderungen im klinischen Bild.)
- Auch höchst veränderlich und dem Modewandel stark ausgesetzt sind die Krankheitsideen der Patienten, was man auf Englisch »illness attributions« nennt – die Zuschreibungen über den eigenen Zustand, die man sich macht. In Nordamerika ist es nicht außergewöhnlich, Patienten zu begegnen, die von Selbstdiagnose zu Diagnose umherirren, also vom Chronic Fatigue Syndrome über Multiple Chemical Sensitivities zu Ganzkörpercandidiasis (Stewart 1990). Wenn Patienten in der

Sprechstunde auftauchen, die schon meinen zu wissen, was ihnen fehlt, muss wirklich die Alarmglocke im Kopf des Arztes läuten.

Daher wollen wir zuerst die verschiedenen von den Patienten wahrgenommenen Symptomgattungen – oder die dem Arzt dargebotenen Symptome – diskutieren und wie sie sich in der abendländischen Gesellschaft über die Jahrhunderte hinweg geändert haben. Man darf sich auf das Konzept eines Symptompools berufen – ein Pool von Symptomen, deren Inhalt seit dem Mittelalter mehr oder weniger unverändert bleibt. Und Patienten können in den Pool hineinreichen. Welche Symptome herausgefischt werden, ändert sich von Zeit zu Zeit (Shorter 1994). Oder die Metapher kann einem Bücherregal gleichgesetzt werden: Jede historische Periode reicht eben andere Bände herunter und legt sie dem Arzt vor. Es kommt darauf an, was für Ideen über »legitime Krankheitssymptome« jeweils gehegt werden.

In der Vormoderne haben wenige Patienten je einen Arzt zu Gesicht bekommen. Also bekamen funktionelle Erkrankungen nicht-medizinische Zuschreibungen, beispielsweise die Besessenheit von einem Dämon. Krämpfe – die Pseudoepilepsie – walteten vor. Und man behandelte die später als funktionell anerkannten Leiden, indem man den Teufel austrieb.

Dann, im 19. Jahrhundert, fing die Medikalisierung an. Zum ersten Mal in der Geschichte hatten Ärzte genug Autorität, oder die Gesellschaft wurde genug medikalisiert, dass medizinische Ideen das Verhalten der Leute beeinflussen konnten. Es sei auf die Reflexlehren des 19. Jahrhunderts hingewiesen – die Doktrinen, die die Verbindungen zwischen weit entfernten Körperteilen hypothetisierten. Dieser neue medizinische Glaube wurde den Patienten in Form von Therapien dargelegt, denn auf diese Weise erfahren Patienten immer, was von ihnen erwartet wird. Der Punkt ist nämlich: Wenn die Patienten glauben, dass die Ärzte Fibrositis ernst nehmen, werden die Patienten bestrebt sein, mit den dazugehörigen Symptomen aufzutauchen.

Im 19. Jahrhundert glaubten die Ärzte an Reflexlähmungen, und junge »gelähmte« Frauen waren an der Tagesordnung. In der Sprechstunde wurden sie durch Plazebotherapien geheilt, die zum

Beispiel die vermeintliche Spinalirritation reduzierten. Solche psychogene Lähmungen hat es immer im Symptompool gegeben, aber nur im 19. Jahrhundert verbreiteten sie sich geradezu epidemisch. Solche heutige Raritäten wie das Astasie-Abasie-Syndrom gab es tagtäglich in der Praxis. In der Klinik wurden Kapazitäten wie Jean-Martin Charcot Unmengen von spastischen Gelenkkontrakturen und schlaffen »Paralysen« dargeboten (Goetz et al. 1995).

Dann, am Ende des 19. Jahrhunderts, änderte sich wieder die Lage. Das typische Symptombild neigte sich von der motorischen zur sensorischen Seite des Zentralnervensystems. Lähmungen wurden bedeutend weniger häufig beklagt, ersetzt von sensorischen Symptomen wie Schmerz und Müdigkeit (solche Symptome wurden auf einmal von den Patienten als behandlungswürdig erachtet, nicht dass sie de novo entstanden). Die Gründe dieses Übergangs sind kompliziert. Aber an dieser neuen Phase ist es von Interesse, dass Symptome als solche die Fähigkeit des Wandels besitzen.

In diesem großen Symptomwandel fand man zuerst Hautanänesthesiebeschwerden zu Zeiten Charcots. Aber in diesem Wandel entpuppten sich die zwei großen psychosomatischen Klagen des 20. und 21. Jahrhunderts: der chronische Schmerz und die chronische Müdigkeit.

Die chronische Müdigkeit sah das erste klinische Tageslicht bei den »Sofafällen« der 1860er Jahre: Frauen aus dem Großbürgertum waren unfähig, vom Bett aufzustehen, entweder weil sie »paralysiert« waren oder »zu müde«. Es war ein häufiges Spät-Bismarckreichphänomen, »late-Victorian« genannt jenseits des Ärmelkanals. Aus komplizierten Gründen, die viel mit dem neuen Status der Frauen zu tun haben, verschwand die bettlägerige Frau in der Zeit vor dem Ersten Weltkrieg.

Stattdessen breitete sich das Symptom der nicht-bettlägerigen chronischen Müdigkeit aus, und bis in die 1920er Jahre wurden die chronische Müdigkeit und der chronische Schmerz zu Massenklagen, eine Neuauswahl aus dem Symptompool.

Woher wissen wir, dass diese Patienten keine Multiple Sklerose oder Amyotrophe Lateralsklerose gehabt haben? Aus deren Antwort auf die Plazebotherapie, ganz spezifisch, aus der Antwort auf die Behandlung in einem teuren Privatsanatorium oder in einer Privatnervenklinik, wovon es in Deutschland im Besonderen einfach wimmelte. Das ganze Privatklinikwesen genoss einen ungeheuren Erfolg (Shorter 1990). (Die Antwort auf Suggestion, was es im deutschen Kurortswesen noch immer gibt, gilt auch als therapeutisch.)

Bis zur Mitte des 20. Jahrhunderts waren chronische Schmerzen und Müdigkeit zum Massenphänomen geworden. Und in diesem Zusammenhang der sich ständig ausbreitenden sensorischen Symptome entstand die Diagnose »Fibrositis«. Im Jahr 1904 beschrieb Sir William Gowers, der große englische Rheumatologe, »Das Lumbago [Hexenschuss] und seine Analogen«, worunter sich entzündete Gewebsstellen befanden, die Gowers als »fibrositis« bezeichnetete, analog zur »cellulitis« (Zellgewebsentzündung; Gowers 1904). Er dachte an palpable subkutane »fibrofette knotenartige Nodositäten«, die einer organischen Läsion in jedem Sinn entsprachen (die aber nach Gowers keine Entzündung aufwiesen).

Gowers arbeitete nicht in Isolierung. Die Medizin seines Zeitalters steckte voll von Ideen über privilegierte Verbindungen zwischen Haut und Hirn, die Vorfahren der Schmerzpunkte oder »trigger points«. Charcot in Paris forschte – was man nur als ein Wahnsystem beschreiben kann – über die »hysterogenen Zonen« (Shorter 1994, S. 322f.). Diese Ideen wurden weit aufgenommen, beispielsweise bei dem Berliner Neurologen Hermann Oppenheim (1908, S. 1210f.). Der Berliner Gastroenterologe Ismar Boas erfand sogar einen »Algesimeter«, um die Hautempfindlichkeiten messen zu können (Hoenig et al. 1988), dem späteren »Dolorimeter« nicht ungleich.

Es gab unter dem Einfluss der Haut-Hirn-Verbindungen als Fantasiegebilde sogar spasmogenische und spasmofrenische Punkte, eine Idee des Charcot-Schülers Jean-Albert Pitres in Bordeaux (Pitres 1891, Bd. 2). In diesem Suggestionsklima über die Einwirkungen der Haut auf das Gehirn entwickelten sich noch viele andere Umtriebe unter dem Einfluss der Reflexlehre. Der Schlüssel ist, dass die Patienten das nachmachen, was auch immer von ihnen erwartet wird.

Nach dem Zweiten Weltkrieg änderte sich die Definition der Fibrositis von pathologischer Einheit zum klinischen Syndrom. Pathologie oder objektive Befunde sind jetzt überflüssig. Dies ist Treibsand. Und es gibt eine Tradition – unglücklicherweise eine aus Toronto stammende –, solche diagnostische Einheiten auf Sand zu bauen. Diese Verlegung der Fibrositis-Definition wurde im Jahr 1953 vom Torontoer Rheumatologen Wallace Graham lanciert (Graham 1953). Dann breitete sich das Werk des Graham-Schülers Hugh Smythe in Toronto aus, in Zusammenarbeit mit Frederick Wolfe: die berühmte Lehre der Schmerzpunkte (»trigger points«; Wolfe et al. 1990).

Was spielt sich wirklich bei der Fibrositis/Fibromyalgie ab? (Fibrositis nimmt einen Entzündungsprozess vorweg; Fibromyalgie bezieht sich bloß auf subjektive Klagen, in Abwesenheit jeglicher Gewebsveränderung.)

Am Ende des 20. Jahrhunderts gab es eine ganze Anzahl von Modeerkrankungen oder Krankheiten-des-Monats; man kann sogar von einem wahrhaftigen Krankheit-des-Monats-Syndrom reden, wie die »Multiple Chemical Sensitivities«, die vermeintliche Reagierbarkeit auf organische Chemikalien in der Umwelt (Shorter 1997). Das »Chronic Fatigue Syndrome«, die chronische Ermattung, wütet immer noch fort und »Repetition Strain Injury« fordert vor allem unter Journalisten Opfer.

Sämtliche Modekrankheits-Zuschreibungen – neben welchen die Fibromyalgie bloß eine unter Gleichen ist – florieren unter zwei Umständen: erstens in einem Klima der von den Massenmedien betriebenen Suggestion und zweitens unter dem Zusammenbruch der medizinischen Autorität, ein Zusammenbruch, der manchen leichtgläubigen Patienten der Medienreportage über »Neue Krankheiten« ausgesetzt lässt.

Beispiele der Medien-Aufpeitschung dieser sich an Krankheit orientierenden Leser sind zahlreich. Die eine Zeitung versichert: »Der Fibromyalgie-Schmerz ist ›real‹; keine Einbildung«, wie weißt du, ob du es hast? Die New York Times bildet die »pressure points« ab (aus einer Chronik, die Jane Brody langjährig führte, bis sie zu krank wurde, um weiterzumachen). Und Hilfe liegt zur Hand, versichert uns die Presse. »Keine Panik! Du musst nur einen Rheumatologen ausfindig machen, der dir die Diagnose bestätigt« (Toronto Star, 7. 2. 1993). Anders gesagt, suchen Sie doch keinen Rheumatologen aus, der an die Diagnose nicht glaubt.

Die Betroffenen des Krankheit-des-Monats-Syndroms bilden oft eine kleine Subkultur oder Gruppe von Leidensgenossen, isoliert von dem gesunden Skeptizismus der wissenschaftlich-praktizierenden Ärzte (Hadler 1997; Bohr 1995). Die Patienten haben ihre eigenen Newsletters und treiben das Lobbying des US-Kongresses, um politische Unterstützung für die »reale« oder eigenständige Natur ihrer Erkrankung zu ergattern. Und in dieser Subkultur erfahren sie von den wenigen Rheumatologen, die an die Fibromyalgie eigentlich glauben oder zu glauben scheinen. Viele tauchen dann bei dem örtlichen Rheumatologen auf, in der Hand Separata des Artikels von Goldenberg (1989) im »Journal of Rheumatology«.

Und einmal in dieser Subkultur gelandet, sitzen sie gefangen. Sie werden fixiert auf ihre körperliche Empfindungen – ihre »Symptome« – und enden bei der Frühpensionierung.

Was ist los hier? Warum dieses explosionsartige Aufkommen der Modekrankheit Fibromyalgie? Warum diese Volkskrankheit einer fixierten Krankheitszuschreibung, der feste Glaube an eine bestimmte Diagnose, trotz medizinischer Versicherung des Gegenteils? Die Frage ist eine komplizierte, sie schließt Veränderungen in der Gesellschaft mit ein sowie Veränderungen innerhalb der Medizin.

Ein Faktor ist der Prestigeverlust der Medizin, der Verlust der Fähigkeit zu versichern. Man entsinnt sich des enormen sozialen Ansehens, den die Mediziner einst genossen haben (Shorter 1991). Der gute alte Hausarzt auf Hausbesuch ist eines der wärmsten Bilder aus der Vorkriegszeit. Im Gegensatz wird der postmoderne Arzt – und die postmoderne Medizin – als entfremdet empfunden. Diese Tendenz wird natürlich viel von den Medien betrieben.

Warum dieses unerbittliche Medientrommelfeuer? Man muss sich vergegenwärtigen, dass die Medien dem »kleinen Mann« unbedingt ansprechen müssen. Seine Gunst zu gewinnen ist ein Hauptmotiv, weil er die Produkte des Sponsors anschafft. Daher ist die Degradierung der medizinischen Hierarchie ein Hauptziel, die Degradierung des Status des Arztes. »Hör zu. Deine subjektiven Kenntnisse deines eigenen Körpers sind ebenso gültig wie die objektiven Kenntnisse des Mediziners.«

Der Untergang des Prestiges der Medizin wird durch die steigende Autorität der Massenmedien ausgeglichen. Und diese steigende Autorität trägt die Fähigkeit mit sich, Patienten in einer historisch beispielslosen Weise in Modediagnosen hineinzusuggerieren: dem Patienten neue Symptome und neue Krankheitszuschreibungen auszubreiten. Ärzte in der Primärbehandlung sind sich dessen sehr bewusst. Die Patienten kommen tagtäglich an, mit Modediagnosen auf Zeitungsausschnitten in der Tasche.

Was können wir aus dieser Geschichte lernen?

Man muss als Arzt äußerst vorsichtig sein, wenn es um »neue Krankheiten« geht, vor allem um diejenigen, die sich auf vage und unspezifische Klagen stützen, so zum Beispiel die Ermattung, der Schmerz, Schwindelgefühle und psychische Änderungen. Aus der zitierten Arbeit von Kroenke wissen wir, wie häufig psychosomatische Krankheiten sind. Und die Annahme ist unwissenschaftlich, dass jene Schmerzen eine reale organische Krankheit mit dem Namen Fibromyalgie darstellen.

Wir wissen, dass die Somatisierung uralt ist. Es ändert sich nur insofern etwas, als dass die Patienten sich bemühen, Symptome zu produzieren, die der Arzt mit dem Titel »eigenständige organische Erkrankung« auszeichnen wird. Alle Patienten wollen eine reale Krankheit haben; niemand will ein psychiatrisches Leiden. Und es liegt in der Macht des Arztes, diese preziöse Kommodität zu verleihen: eine organisch klingende Diagnose.

Zuletzt: Seien Sie äußerst vorsichtig bei der Diagnose »Fibromyalgie«.

Literatur

Barsky, A. J. (1988): Worried Sick: Our Troubled Quest for Wellness. Boston.

Bohr, T. W. (1995): Fibromyalgia syndrome and myofascial pain syndrome: Do they exist? Neurologic Clinics 13: 365–384.

Elias, N. (1969): Über den Prozess der Zivilisation. Frankfurt a. M.

Flemming, C. F. (1859): Pathologie und Therapie der Psychosen. Berlin.

Goetz, C. G. et al. (1995): Charcot: Constructing Neurology. New York.

Goldenberg, D. L. (1989): Psychological symptoms and psychiatric diagnosis in patients with fibromyalgia. Journal of Rheumatology, suppl. 19, 16: 127–130.

Gowers, W. R. (1904): A lecture on lumbago: its lessons and analogues. British Medical Journal 1: 117–121.

Graham, W. (1953): The fibrositis syndrome. Bulletin on Rheumatic Diseases 3: 51–52.

Hadler, N. M. (1996): If you have to prove you are ill, you can't get well: the object lesson of fibromyalgia. Spine 21: 2397–2400.

Hadler, N. M. (1997): Fibromyalgia: La maladie est morte. Vive le malade! Journal of Rheumatology 24: 1250–1251.

Harrington, A. (1987): Medicine, Mind, and the Double Brain: A Study in Nineteenth-Century Thought. Princeton, New Jersey.

Hoenig, L. J. et al. (1988): The life and death of Ismar Boas. J. Clin. Gastroenterol. 10: 16–24.

Kroenke, K. et al. (1989): Common symptoms in ambulatory care: incidence, evaluation, therapy, and outcome. American Journal of Medicine 86: 262–266.

Mysterious illness not all in your head. Toronto Star 7. 2. 1993.

Oppenheim, H. (1908): Lehrbuch der Nervenkrankheiten. 5. Aufl. Berlin.

Pitres, J.-A. (1891): Leçons cliniques sur l'hystérie et l'hypnotisme. Paris.

Shorter, E. (1990): Private clinics in Central Europe, 1850–1933. 3: 159–195.

Shorter, E. (1991): Doctors and Their Patients: A Social History. New Brunswick, New Jersey.

Shorter, E. (1994): Moderne Leiden: Zur Geschichte der psychosomatischen Krankheiten. Reinbek.

Shorter, E. (1997): Multiple Chemical Sensitivity: pseudodisease in historical perspective. Scandinavian Journal of Work, Environment & Health 23, suppl. 4: 35–42.

Stewart, D. E. (1990): Emotional disorders misdiagnosed as physical illness: environmental hypersensitivity, candidiasis hypersensitivity, and chronic fatigue syndrome. International Journal of Mental Health 19: 56–68.

Wolfe, F.; Smythe H. A. et al. (1990): The American College of Rheumatology 1990 criteria for the classification of fibromyalgia. Report of the Multicenter Criteria Committee. Arthritis and Rheumatism 33: 160–172.

Rainer Krause

Affekt, Schmerz, Konversion

In einer Arbeit von Egle über Schmerz heißt es: »Der Konversionsmechanismus ist das am breitesten verwendbare Prinzip zur Erklärung der Entstehung von Schmerzen im überwiegend oder mit verursachend psychogenen Sinn. Er geht von der Annahme innerer Konflikte aus, die durch ein körpersprachlich dargestelltes Symptom entlastet werden sollen. Diese Symptome drücken eine Kommunikation aus, weswegen sie auch als Ausdruckskrankheiten bezeichnet werden« (Egle 1996, S. 325).

Gemessen an Freuds (1895, 1909, 1926) vielen Überlegungen, den späteren von Rangell (1959), Engel und Schmale (1967) und der Affektforschung, so wie sie sich heute darstellt (Krause 1998), scheint mir eine solche Definition, so einfach und griffig sie auch aussehen mag, ein Rückschritt. Bei näherem Hinsehen verschwindet die Einfachheit auch.

- In Bezug auf die Konflikte muss diskutiert werden, ob sie wirklich unbewusst sein müssen, ob sie alle Entwicklungsstufen betreffen können und ob sie ausschließlich innerlich sein müssen. Die von Engel und Schmale (1967) geltend gemachte Konstellation von Hilfs- und Hoffnungslosigkeit für Somatisierungen im weiteren Sinne hat selbstverständlich einen sehr starken realen, nicht inneren Teil. Chronische Schmerzen könnten sehr wohl in eben diesen Zustand einmünden und nun weitere Somatisierungen in Gang setzen.
- Die Verwendung des Begriffs »Körpersprache« umgeht die wesentlichen Schwierigkeiten des Zusammenhangs zwischen Soma und Seelischem. Denn wenn man den Begriff Sprache verwendet, muss man eigentlich definieren, was Zeichen, was das zu Bezeichnende und wer der Adressat des Zeichens ist.

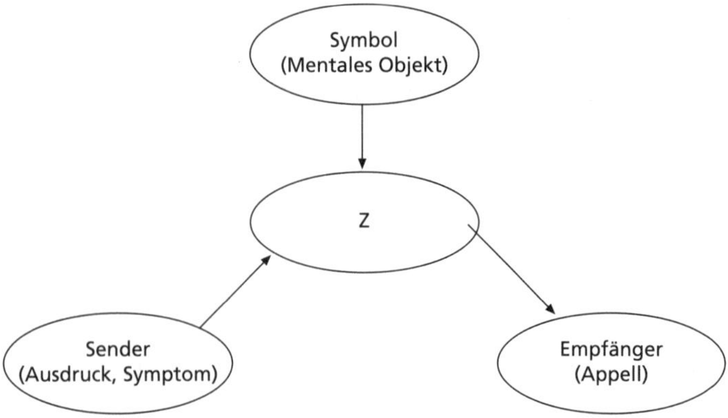

Abbildung 1: Das Organon-Modell der Bedeutung affektiver Zeichen. (nach Bühler 1982)

Sprache ist ein Werkzeug, durch das einer (der Sender, in diesem Fall der Schmerzproduzent) einem anderen (dem Empfänger) etwas über Dinge (Gegenstände und Sachverhalte) mitteilt (Abb. 1).

- Das Zeichen ist Symbol seiner Beziehung zu Gegenständen und Sachverhalten, die es darstellen.
- Es ist Symptom seiner Abhängigkeit vom Sender (dessen inneren Zustand es ausdrückt).
- Es ist Signal kraft seines Appells an den Sender, dessen Verhalten es steuert.

Hat Körpersprache – und speziell die des Schmerzes – einen Gegenstand, auf den sie sich bezieht, jenseits des Körpers selbst? Nehmen wir den Schmerzausdruck, einen Schrei oder Gesichtsausdruck: Von ihm wird man annehmen, dass er Symptomcharakter hat und den inneren Zustand des Senders ausdrückt. Er hat gewiss auch Signalcharakter als Appell an den Empfänger, dessen Verhalten er steuert. Aber was kann das Zeichen jenseits des Schmerzes selbst darstellen? Hier finden wir eine Reihe von interessanten Fragen, die nur teilweise beantwortet sind. Gibt es spezifische Schmerzzeichen im Ausdruck? Fürs Erste würde die Mehrzahl der Personen zustimmen und sich beispielsweise bildnerische Darstellungen der schmerzensreichen Mutter Gottes vorstellen und das spezifische Atem- und Vokalisierungsmuster des Gepeinigten. Es lässt sich aber nicht verheimlichen, dass der Zustand der Verzückung, sei es bei Künstlern, wenn sie musizieren, sei es während des Orgasmus, zumindest vom Zeichen her nicht unterscheidbar ist. Ein Paradoxon, um das herum Hermann Hesse einen ganzen Roman – »Narziß und Goldmund« – geschrieben hat. Auch in der Ikonografie der Schmerzdarstellungen, beispielsweise in den Darstellungen des Jüngsten Gerichts, finden wir solche Merkwürdigkeiten. Dass man Schmerzen erotisieren kann, ist gewiss nicht neu. Ob wir unseren Patienten erlauben, dies zu tun, halte ich zumindest für diskussionswürdig. Des Weiteren wäre zu klären, ob die so genannten Schmerzpatienten überhaupt Schmerzzeichen als wesentliche Ikone verwenden. Wie ich später zeigen werde, ist dies nicht so.

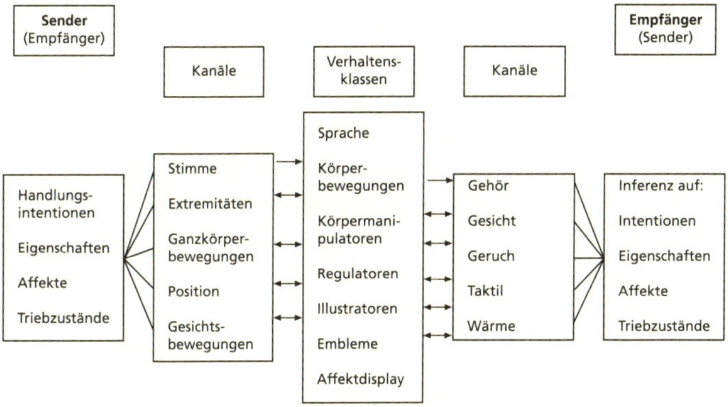

Abbildung 2: Linsenmodell des Beziehungsgeschehens

Die nächste Frage ist, ob es nur *eine* Körpersprache gibt oder so viele, wie es Sinnes- und Sendeorgane gibt. Wenn Konversionen sich der Körpersprache bedienen würden, müsste es eine Sprache der Haut, der Wärme, des Geruchs, des Gesichts, der Hände, des ganzen Körpers sowie der Physiologie geben. Das ist gewiss so. Sie haben jeweils unterschiedliche Relationen zwischen Zeichen und Bezeichnetem, im Sinne des Verhältnisses von Zeichen, Bezeichnetem und Adressatem, und wie wir gezeigt haben, sind manche dieser Merkmale personen- und krankheitsspezifisch. Wenn solche Sprachen relativ unabhängig voneinander funktionieren, was man nicht unbedingt ausschließen kann, taucht die Frage auf, ob es gleichwohl übergeordnete Organisationsprinzipien gibt, durch die

die Einzelsprachen zusammengehalten werden. Einer der Hauptkandidaten dafür könnten die Affekte sein. Tatsächlich war die Vorstellung der Konversion anfangs ein Sonderfall des Ausdrucks der Gemütsbewegungen.

»Man sah sich zur Annahme gedrängt, daß die Erkrankung darum zustande kam, weil den in den pathogenen Situationen entwickelten Affekten ein normaler Ausweg versperrt war, und daß das Wesen der Erkrankung darin bestand, daß nun diese eingeklemmten Affekte einer abnormen Verwendung unterlagen. Zum Teil blieben sie als dauernde Belastungen des Seelenlebens und Quellen beständiger Erregung für dasselbe bestehen, zum Teil erfuhren sie eine Umsetzung in ungewöhnliche körperliche Innervationen und Hemmungen, die sich als die körperliche Symptome des Falles darstellten. Wir haben für diesen letzten Vorgang den Namen der hysterischen Konversion geprägt und ein gewisser Anteil unserer seelischen Erregung wird ohne dies normalerweise auf die Wege der körperlichen Innervation geleitet und ergibt das, was wir als Ausdruck der Gemütsbewegungen kennen. Die hysterische Konversion übertreibt nun diesen Anteil des Ablaufes eines mit Affekt besetzten seelischen Vorganges, sie entspricht einem weit intensiveren, auf neue Bahnen geleiteten Ausdruck der Gemütsbewegungen. Hier würde sich die Konversion durch die Intensität und die Wahl neuer Bahnen vom normalen Affekt unterscheiden. Sie bleibt aber ein Affekt« (Freud 1909, S. 14).

Dieses Modell konnte allerdings nur unvollkommen erklären, warum der Ausdruck der Gemütsbewegungen unbewusst sein sollte. Denn eigentlich sind intensive Affekte per definitionem nicht unbewusst. Das hat Freud sehr wohl gesehen. Er hat die Frage wie folgt beantwortet:

»Wie konnte es nur dazu kommen, daß eine so intensiv betonte Vorstellungsgruppe für so isoliert gehalten wurde? Im Allgemeinen wächst doch mit Affektgröße einer Vorstellung auch deren Rolle in der Assoziation. Man kann diese Frage beantworten, wenn man auf zwei Tatsachen Rücksicht nimmt, deren man sich als sichergestellt bedienen darf:

1. Daß gleichzeitig mit der Bildung jener separaten psychischen Gruppe die hysterischen Schmerzen entstanden.

2. Daß die Kranke dem Versuche der Herstellung der Assoziati-

on zwischen der separaten psychischen Gruppe und dem übrigen Bewußtseinsinhalt einen großen Widerstand entgegensetzte. Und, als die Vereinigung doch vollzogen war, einen großen psychischen Schmerz empfand.

Unsere Auffassung der Hysterie bringt diese beiden Momente mit der Tatsache der Bewußtseinsspaltung zusammen, indem sie behauptet, in 2. sei der Hinweis auf das Motiv der Bewußtseinspaltung enthalten. In 1. auf den Mechanismus derselben, das Motiv war das der Abwehr, das Sträuben des ganzen Ichs, sich mit dieser Vorstellungsgruppe zu vertragen. Der Mechanismus war der der Konversion, d. h. anstatt der seelischen Schmerzen die sie sich erspart hatte traten körperliche auf. Es wurde so eine Umwandlung eingeleitet, bei der sich als Gewinn herausstellte, daß die Kranke sich einem unerträglichen psychischen Zustand entzogen hatte, allerdings auf Kosten einer psychischen Anomalie der zugelassenen Bewußtseinsspaltung eines körperlichen Leidens der Schmerzen« (Freud 1895, S. 232).

Die Vereinigung von zwei Vorstellungsgruppen führt zu immensem psychischen Schmerz. Darunter muss man sich wohl Affekte vorstellen wie Schuld, Scham oder auch extreme Ohnmachtsgefühle, das wird aber nicht näher spezifiziert. An die Stelle der psychischen Schmerzen treten nun die körperlichen. Konversion sei ein Mechanismus, der dazu führe, dass die Vorstellungsgruppen getrennt gehalten werden können.

So betrachtet ähnelt das Ganze aber stark der Dissoziation, und tatsächlich hatte Freud diese Vorstellung auch an traumatisierten Patientinnen entwickelt. Wir wissen natürlich auch, dass eines der Symptome traumatisierter Patienten starke körperliche Schmerzen sind, die nun allerdings Teil der Darstellung eines interaktiven Geschehens sind, nämlich demjenigen zwischen Täter und Opfer. Man muss sich fragen, ob es sich dabei um motorische Erinnerungen handelt. Wir wissen, dass alle identifikatorischen Prozesse zu Beginn an der Motorik hängen. Der Vorläufer der Identifikation ist die Imitation. All dies scheint wenig klar. So ging es auch Freud (1926, S. 141), der der Meinung war, dass man nicht wisse, woher die besondere Undurchsichtigkeit der Symptombildung bei der Konversionshysterie rühre, aber sie gebe uns ein Motiv, das unfruchtbare Gebiet bald zu verlassen. 30 Jahre später hatte sich die

Situation Rangell zufolge nicht geändert. »Trotz dieser zentralen Rolle (der Konversion) haben sich unsere Konzepte über sie merkwürdigerweise kaum entwickelt; sie sind nicht weiter bearbeitet und nicht in den späteren Erweiterungen unserer Theorie, etwa im Bereich der prägenitalen Entwicklung etc., der Borderlinezustände und Ich-Psychologie integriert worden« (Rangell 1959, S. 623).

Vielleicht hilft es, die Vorstellungen über die Emotionen noch einmal zu beleuchten, denn die Emotionen selbst sind ja leibseelische Phänomene sui generis, die, wenn man so will, jede Minute oder Sekunde Seelisches in Körperliches und umgekehrt Körperliches in Seelisches konvertieren. Des Weiteren haben Schmerzen in mancher Hinsicht eine gewisse Ähnlichkeit mit Emotionen, ganz unabhängig von der Klassifikation in körperliche oder seelische Schmerzen.

Emotionen stellen eine phylogenetisch vermittelte Bewertung der momentanen Individuums-Umgebungs-Beziehung im Hinblick auf aktivierte Ziele dar. Die Bewertungsschritte werden von verschiedenen Autoren (Scherer 1984, 1990) wie folgt definiert:

Es muss sich um ein relevantes Ereignis handeln; ohne Relevanz gibt es keine Emotionen. Die Frage, wie die Zielerfüllung erhofft oder erreicht wird, entscheidet über die affektiv hedonistische Tönung im Sinne von plus oder minus. Bei Zielerfüllung oder Hoffnung auf Zielerfüllung sind die Affekte positiv, bei Nichterfüllung negativ. Außerdem spielen die Machtverhältnisse zwischen dem Subjekt und dem Objekt, wobei dies natürlich auch ein Gegenstand oder ein Tier oder eine Fantasie sein kann, eine Rolle, und schließlich ist der Ort des Objekts in Relation zum Subjekt für die Qualität eines Affekts entscheidend. Bei Trauer ist das Objekt per definitionem abwesend, bei Ekel ist es im Subjekt, bei Ärger und Angst im optisch apperzeptiven Feld. Körperlicher Schmerz ist per definitionem an den Körper gebunden, also in der Hinsicht ein Haut- oder innerkörperliches Gewebsereignis (Krause 1998). Das muss für seelischen Schmerz nicht gelten, obgleich man seelischen Schmerz über den eigenen Körper empfinden kann. Es gibt in der Lebensgeschichte erworbene sekundäre Einschätzungen der Fähigkeit des Umgangs mit den primären Emotionen. Und es gibt eine Art kulturell und lebensgeschichtlich vermitteltes Wissen, mit welchen Emotionen die Person in welcher Situation am besten umgehen kann und wie sie damit umgehen sollte. Hier findet man große persönliche und kulturelle Unterschiede. Manche Personen haben vor der Angst eine solche Angst, dass sie beispielsweise persönliche und kulturelle Strategien entwickeln, um Angst in Ärger zu verwandeln. Die kulturellen Unterschiede des Umgangs mit seelischem, aber auch körperlichem Schmerz sind immens (Tomkins 1968).

Im Zusammenhang mit der Körpersprache ist es von Bedeutung zu überprüfen, inwieweit Emotionen soziale Ereignisse sind und die Merkmale einer Sprache aufzuweisen haben. Hier muss man nun feststellen, dass die Emotionen von ihrer Konstruktion her soziale Ereignisse sind, denn die phylogenetisch vermittelte Bewertung der momentanen Individuums-Umgebungs-Beziehung ist in der emotionalen Zeichengebung mit enthalten, das heißt, wer einen Angstschrei hört oder ein Angstgesicht sieht, hat eine unmittelbare Information über die Umgebungs-Individuums-Beziehung des Zeichenproduzenten. Dies gilt für die anderen Affekte und speziell für Schmerzzeichen auch. Nun sind wir natürlich nicht gezwungen, die Zeichen zu äußern. Von daher betrachtet ist die Emotion ein modulares System, dergestalt, dass es aus mindestens sechs verschiedenen Modulen besteht, die unter normalen Bedingungen relativ unabhängig voneinander funktionieren (vgl. Abb. 3).

Für die Frage der Konversion und der Theorie des eingeklemmten Affekts ist es nicht unerheblich zu wissen, welches der Module denn nun eigentlich eingeklemmt sein soll: die Zeichengebung im Sinne des motorisch-expressiven Moduls, der Schrei also oder das Gesicht, oder die willkürmotorische Körperbewegung, die Intentionsbewegung des Affekts oder die Physiologie des Affekts oder die Situationswahrnehmung oder – noch einfacher – die Wahrnehmung der Körperfunktionen oder die Semantik über Affekte. Die Vorstellung von der negativen Auswirkung des eingeklemmten Affekts hängt an der Annahme der natürlichen Kohärenz: Ein Affekt sei nur dann echt, gut und kathartisch, wenn er in allen Kanälen auftrete. Das entspricht nicht den Befunden der Forschung. Gerade die affektiven Prozesse bei Gesunden und zwischen Gesunden zeichnen sich durch hohe Inkohärenz aus. So ist der Zusammen-

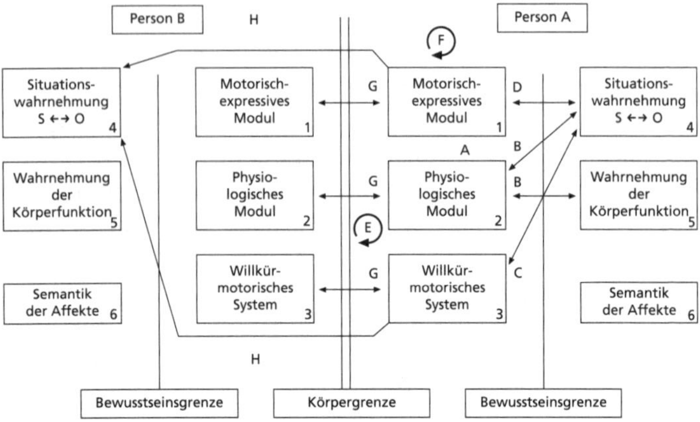

Abbildung 3: Verschaltungen der affektiven Module in einer Dyade und innerhalb einer Person

hang zwischen Affektausdruck im negativen Bereich und Situationserleben bei Gesunden, die mit Gesunden sprechen, sehr niedrig (Hufnagel et al. 1991).

Wir wollen nun im Einzelnen auf die Zusammenhänge zwischen den verschiedenen Modulen eingehen und sie in Bezug auf die Konversion einerseits und den Schmerz andererseits betrachten. Zum einen gibt es einen Zusammenhang zwischen dem motorisch-expressiven und dem physiologischen Modul (A). Hier ist ein Stück weit Alexanders Hemmungsmodell zu verorten (Alexander 1950). Abweichungen zwischen Modul 1 und 2 werden im Rahmen der Externalisierung / Internalisierung diskutiert. Hohe Internalisierung, das heißt der Verzicht auf die Zeichen, wird im Allgemeinen mit einer höheren Erkrankungsneigung in Verbindung gebracht (Traue u. Pennebaker 1993). Abweichungen zwischen der Physiologie und der bewussten Situationswahrnehmung (B) sowie der Wahrnehmung der Körperfunktionen kann man unter dem Stichwort »Interozeption« diskutieren, wobei die umdeutende Katastrophisierung von normalen physiologischen Prozessen als Angstindikator von Bedeutung ist (Ehlers et al. 1988). Die Hypochondrie und andere funktionelle Störungen kann man in diesem Umfeld ansiedeln. Es wäre aber sehr wohl zu diskutieren, ob nicht auch körperliche Schmerzreize systematisch umdefiniert werden könnte. Dies geschähe vor allem vor dem Hintergrund einer Irrelevanzerklärung der Schmerzreize. Es gibt von daher sicher eine ganze Kultur, die auch beschrieben ist, welche gewissermaßen nach dem Modell funktioniert: »Es gibt Wichtigeres als Schmerzempfindungen.« Gesichert ist dies für die Kriegerkulturen im Kampf, aber im Grunde muss man wohl annehmen, dass alle Emotionen, wenn sie denn intensiv genug sind, zumindest für einen gewissen Zeitraum die Möglichkeit besitzen, Körperschmerzempfindungen in der Relevanzhierarchie nach unten zu verschieben. Eine erste Form der Konversion, die ich Konversion 1 genannt habe, könnte darin bestehen, dass eine unbewusst gewordene Situationswahrnehmung, im Sinne eines Affekts, im willkürmotorischen System mehr oder weniger symbolisch verschlüsselt dargestellt wird (C). Das war wohl dasjenige, was Freud in Zusammenhang mit seinen traumatisierten Patientinnen beschreiben wollte. Eine zweite davon zu trennende Form der Konversion stellt einen Affekt relativ unverschlüsselt im expressiven System dar, ohne die Beteiligung der zu ihm passenden Situationswahrnehmung, Semantik und Interozeption. Dies wären Ausdruckserkrankungen im engeren Sinne. Sie wurden früher »prägenitale Konversionsneurosen« genannt. Dies trifft für das Stottern zu (Krause 1981). Schließlich gibt es Mobilisierungen einer möglicherweise spezifischen Physiologie affektiver Art, ohne dass die anderen Module zugeschaltet sind. Früher wurden solche Zustände als Affektäquivalente bezeichnet. Sie haben eine gewisse Verwandtschaft zum heutigen Alexithymiekonzept. Schließlich kann ein Affekt durch die Mobilisierung eines anderen in allen Modulen an der Entwicklung gehemmt werden. Man kann dies Affektersetzung nennen. Im experimentalpsychologischen Umfeld wird dies Maskieren genannt. Diese Ersetzung ist sicher eine der zentralen Möglichkeiten der Kontrolle und Handhabung von Emotionen. Im Zusammenhang mit der Schmerzsteuerung wird das noch wichtig werden. Eine Unterform der Affektersetzung ist die Affektumkehr, die eine antagonistische Logik der Affekte voraussetzt, in der beispielsweise Weinen durch Lachen ersetzt wird.

Über die Einzelperson hinausgehend finden wir Vorgänge, in denen die körperlichen Module des Handlungspartners unbemerkt übernommen werden. Man kann dies Affektansteckung oder Idiomotorik nennen. Diese Phänomene tauchen bei Schmerzen besonders intensiv auf. Jeder wird sich erinnern, wie er bei der Wahrnehmung eines Schmerzereignisses einer anderen Person zusammengezuckt ist, »autsch« gerufen hat und die gleiche Formen von Abwehrbewegungen versucht hat. Von daher ist der Schmerz eines anderen eine intensive Handlungsaufforderung, ihn abzustellen. Dies ist wie bei den anderen affektiven Ansteckungen wahrscheinlich Teil der empathischen Reaktion, kann aber auch als Abwehr zur Verhinderung eigener Gefühle benutzt werden, indem das Zentrum der Gefühlsentwicklung jeweils im anderen Menschen lokalisiert wird. Personenübergreifend haben wir eine Fülle von möglichen Verschaltungen, vor allem zwischen den motorisch-expressiven Modulen beider Personen aber auch der Willkürmotorik und der Situationswahrnehmung beider Protagonisten.

So weit ich sehen kann, ist für unsere Diskussion der Schmerzen als Konversionsphänomen die Konversion 2, also der unverschlüsselte Ausdruck im motorisch-expressiven System ohne die Aktivierung der zu ihm passenden Situationswahrnehmung, nicht von Interesse. Bei den Störungsbildern, die wir untersucht haben, die diesem Modell folgen, beispielsweise Stottern, sind Schmerzsymptome nicht von Bedeutung. Inwieweit die so genannte Interozeptionsstörung im Zusammenhang mit Schmerzen bedeutsam ist, kann ich nicht entscheiden. Wenn überhaupt, kenne ich eher umgekehrte Interozeptionsfehler, nämlich eine systematische Nichtwahrnehmung von physiologischen Schmerzreizen, im Sinne einer Umdeutung dieser Reize in die Bedeutungslosigkeit. Es handelt sich gewissermaßen um eine Art negative Hypochondrie, die wir bei den Bauern im ländlichen schwäbischen Raum, aus dem ich herkomme, als ein echtes medizinisches Problem betrachteten.

Die Konversion 3 scheint mir im Zusammenhang mit Schmerzen ebenfalls von Bedeutung. Die Affektersetzung ist im Zusammenhang mit der inneren und äußeren Bearbeitung von Schmerzen, vor allem chronischer Art, sicher von zentraler Bedeutung. Dazu müssen wir aber Näheres darüber wissen, ob es affektive Programme gibt, die eine besondere Affinität zum Schmerz und dessen Äußerung haben, und solche, die gewissermaßen schmerzunterdrückend und hemmend sind. In einer ersten Analyse könnte man vermuten, dass die Unterdrückung des Schmerzzeichens, also seine Nichtäußerung in Stimme und Mimik, eine höhere Resistenz gegen Schmerzen ermöglicht. Dies ist nur in einer geringen Spielbreite von Schmerzempfindungen der Fall. Die experimentellen Untersuchungen zum Aushalten von Schmerzen haben gezeigt, dass die Personen, die sich in den Schmerz hineinbegeben, länger scheinbar unerträgliche Körpersensationen aushalten können als diejenigen, die ihn unterdrücken. Schließlich kann man sich fragen, welche der Primäraffekte eine besondere Affinität zu Schmerzäußerungen und Empfindungen haben und welche gewissermaßen Antischmerzeigenschaften hat. Unter Berücksichtigung des Entscheidungsstammbaums für Emotionen kann man feststellen, dass, wenn man von der Relevanz ausgeht, es zwischen Schmerzen und Affekten überhaupt keine Unterschiede gibt. Schmerz und Affekt sind per definitionem relevant. Betrachtet man die Zielerreichung, wird man den Schmerz als hinderlich klassifizieren müssen. Von daher gehört der Schmerz zu den negativen Affekten. Wie wir bei der Erotisierung anfangs diskutiert haben, kann Schmerz allerdings in übergeordnete Zielstrukturen, bewusster oder unbewusster Art, eingebettet werden, die die affektive Valenz des Schmerzes umdrehen können.

Für die Machtrelation zwischen Subjekt und Objekt würde man bei einer ersten Klassifikation dem Objekt die Macht zuschreiben, sodass die höchste Affinität von der Entscheidungs- und Aufbaustruktur zwischen Schmerz und Angst besteht. Tatsächlich kann man ja auch Schmerzreize am besten zur Angstkonditionierung verwenden; die Verhaltenstherapie hat anfangs Angst als Paradigma eines erworbenen Triebes definiert, wobei der Trieb als Schmerz operationalisiert wurde. Dazu wurden Elektroschocks oder andere schmerzerzeugende Stimuli verwendet (Dollard u. Miller 1950).

Ärger ist der Angst sehr ähnlich, allerdings ist beim Ärger die Handlungsmacht beim Subjekt. Vor diesem Hintergrund ist Ärger zumindest kurzfristig sicher ein außerordentlich potentes Schmerzbekämpfungsmittel – nämlich dadurch, dass die Schmerzempfindungen im Kampf mit dem Objekt vorübergehend für irrelevant erklärt werden, was wohl auch durch Neurotransmitterausschüttungen gefördert wird. Tatsächlich ist die Metaphorik des Umgangs mit Schmerzen häufig der des Kampfes entnommen. So findet man in der Schmerzempfindungsskala (SES) Angaben wie: »Ich empfinde meine Schmerzen als quälend, grausam, erschöpfend, mörderisch, marternd etc.« Langfristig scheint allerdings Ärger eine ganz unangemessene affektive Reaktion für den Umgang mit Schmerzen zu sein. Zum einen ist die Gefahr, dass man das Organ als Träger des Schmerzes beschädigt, ausreißt, zerstört und damit eine Selbstschädigung in Gang setzt, doch relativ hoch, zum anderen sind die schmerzdämpfenden Momente des Ärgeraffekts an denselben gebunden und Ärger verliert, wenn er chronisch wird, seine adaptive Funktion und verwandelt sich in einen stressähnlichen Zustand, der das Abwehrsystem des ohnehin Gepeinigten zusätzlich schädigt.

Die nachweislich günstigste affektive Reaktion auf chronischen Schmerz scheint darin zu bestehen, ihn und die damit verbundenen Phantasmen zu akzeptieren. Dies wird allerdings nur dann möglich sein, wenn die sonstigen Zielstrukturen der Personen so relevant sind, dass sie parallel zum Schmerzerleben weiter ihre wesentlichen Ziele verfolgen können. Diese Akzeptanz der partiellen Ohnmacht wird allerdings nur dann gelingen, wenn nicht eine bewusste oder unbewusste Konstellation geschaffen wurde, in der einer dritten Person, dies kann Gott sein, die Ärzte oder der Liebespartner, letztendlich die Verantwortung für das Schmerzempfinden zugeschrieben wird, sei es im Sinne einer Verursachung oder im Sinne des Vorenthaltens einer an sich vorhandenen Lösung.

Damit komme ich zur Frage, ob denn die so genannten Schmerzpatienten tatsächlich interaktiv vorwiegend Schmerzen zeigen. In einer Untersuchung von Merten und Brunnhuber (2003) an Schmerzpatienten zeigte sich, dass sie sich – verglichen mit gesunden Kontrollgruppen, aber auch mit anders Erkrankten – dadurch auszeichneten, dass sie signifikant mehr Verachtung zeigten.

Die Situation war die eines Interviews, in der sie über körperliche Erkrankungen, die wir ja alle haben, befragt wurden. Die Einbindung des Verachtungsausdrucks in den sprachlichen Kontext ist noch nicht untersucht, aber wir können von dem bisherigen Überfliegen der Daten sagen, dass es sich um eine Mischung von einer Verachtung der fiktiven Heiler und Retter und einer Selbstverachtung handeln könnte. Vor diesem Hintergrund scheint mir eine Strategie ganz ungeeignet, in der einer dritten Person, sei es eine Institution oder Person, das Wissen zum Handling der Schmerzen zugeschoben wird.

Wenn man allerdings den Patienten zu vermitteln versucht, dass sie die Schmerzen als gegeben, aber in ihrem Lebenskontext nicht bestimmend und zentral ansehen sollen, müssten wir auch sehr viel mehr Toleranz und Bereitschaft entwickeln, die Äußerung von Schmerzen in der Öffentlichkeit zu tolerieren, wenn nicht sogar zu fördern. Wenn Patienten, die Schmerz äußern, gleich als hysterisch oder konversionshysterisch verschrien werden, ist damit nicht zu rechnen. Das würde einschließen, dass wir als empathische Mitbegleiter der Schmerzen höhere Toleranz für deren Wahrnehmung entwickeln müssten. Hier beißt sich die Katze dann in den Schwanz. Wenn die Therapeuten-Experten selber die Schmerzäußerung nicht ertragen mögen, kann man es eigentlich von den Patienten auch nicht erwarten.

Literatur

Alexander, F. (1950): Psychosomatic Medicine. New York.

Bühler, K. (1982): Sprachtheorie: Die Darstellungsfunktion der Sprache. 2. Aufl. Stuttgart.

Dollard, J.; Miller, N. E. (1950): Personality and Psychotherapy. An Analysis in Terms of Learning, Thinking and Culture. New York/Toronto/London.

Egle, U. T. (1996): Schmerz. In: Meyer, A.-E. (Hg.), Jores Praktische Psychosomatik. Bern, S. 344–361.

Ehlers, A.; Margraf, J.; Davies, S.; Roth, W. T. (1988): Selective processing of threat cues in subjects with panic attack. Cognition and Emotion 2: 201–219.

Engel, G. L.; Schmale, A. H. (1967): Psychoanalytic Theory of Somatic Disorder – Conversion, Specifity, and the Disease Onset Situation. Journal of the American Psychoanalytic Association 15: 344–365.

Freud, S. (1895): Studien über Hysterie. G. W. Bd. I. Frankfurt a. M., S. 75–312.

Freud, S. (1909): Über Psychoanalyse. G. W. Bd. VIII. Frankfurt a. M., S. 2–60.

Freud, S. (1926): Hemmung, Symptom und Angst. G. W. Bd. XIV. Frankfurt a. M., S. 297–307.

Hufnagel, H.; Steimer-Krause, E.; Krause, R. (1991): Mimisches Verhalten und Erleben bei schizophrenen Patienten und bei Gesunden. Zeitschrift für Klinische Psychologie 20: 356–370.

Krause, R. (1981): Sprache und Affekt. Stuttgart.

Krause, R. (1998): Allgemeine Psychoanalytische Krankheitsmodelle. Bd. 2. Stuttgart.

Merten, J.; Brunnhuber, S. (2003): Facial expression and experience of emotions in psychodynamic interviews with patients suffering from a pain disorder. Indicators of disorders in self- and relationship-regulation in the involuntary facial expression of emotions.

Rangell, L. (1959): The nature of Conversion. Journal of the American Psychoanalytic Association 7: 632–662.

Scherer, K. R. (1984): On the Nature and Function of Emotion. A component process appraoch. In: Scherer, K. R.; Ekman, P. (Hg.), Approaches to Emotion. New York/Hillsdale.

Scherer, K. R. (1990): Theorien und aktuelle Probleme der Emotionspsychologie. In: Scherer, K. R. (Hg.), Psychologie der Emotionen, Themenbereich C, Bd. 3, Enzyklopädie der Psychologie. Göttingen, S. 1–38.

Tomkins, S. (1968): Affects primary motives of man. Humanitas 3: 321–346.

Traue, H. C.; Pennebaker, J. W. (Hg.) (1993): Emotion, Inhibition and Health. Göttingen.

Gerd Rudolf

Individuelle und soziokulturelle Einflüsse auf die Entwicklung somatoformer Schmerzstörungen

Welchen Anteil haben soziokulturelle Einflüsse auf das Krankwerden eines Einzelnen und speziell auf die Entstehung somatoformer Schmerzstörungen? Seit Mitscherlichs Schriften zu Krankheit und Gesellschaft (1966a, b) hat eine Generation von Psychosomatikern das Thema in den siebziger und achtziger Jahren unter sozialpsychologischen Gesichtspunkten intensiv diskutiert, ehe es darum ruhiger wurde. Gleichwohl lassen sich im letzten Jahrzehnt eine Fülle von Forschungsaktivitäten im Bereich der somatoformen Schmerzstörungen registrieren (Egle et al. 1993, 1997; Henningsen et al. 2003; Read 2000; Rudolf u. Henningsen 1998), welche es rechtfertigen, heute nochmals aus einer anderen Perspektive Bilanz zu ziehen. Ich stelle ein Fallbeispiel voran.

Seit zehn Jahren bekomme ich jedes Weihnachten eine Karte von einem Mann, der mir ein schönes Fest wünscht und bestätigt, dass es ihm gut geht. Das letzte Mal habe ich ihn vor elf Jahren gesehen, da kam er persönlich mit der Glückwunschkarte und einer Flasche Cointreau. Ich nahm die Karte und sagte ihm, dass ich keine Geschenke annehme, weil sonst für ihn, mich und jeder anderen Person der Eindruck entstehen könnte, hier würden Gefälligkeiten ausgetauscht. Als ich in meiner gutachterlichen Stellungnahme seine Schmerzstörung bestätigt habe, sei das keine Gefälligkeit gewesen, sondern meine begründete Überzeugung, dass er chronische Schmerzen habe und ihretwegen keine LKW mehr beladen könne. Ich bat ihn also, den Likör mit seiner Frau zusammen auf unser aller Wohl zu trinken. Dem konnte er zustimmen, und seither stehen wir in weitmaschigem schriftlichen Kontakt.

Aus der Krankengeschichte dieses Patienten habe ich soviel gelernt, dass ich ihm eigentlich Geschenke schulde. Seine Geschichte wurde für mich prototypisch. Mithilfe einer Studie ließ sich später aufzeigen, dass ein großer Teil aller somatoformen Schmerzpatienten ähnlich organisiert ist. Das Typische daran verstehen wir heute besser als früher, weil inzwischen viele Puzzleteile gefunden wurden, die zusammen ein plausibles Bild ergeben. Ich will versuchen, dieses Puzzle zu entwickeln. Dabei werden uns drei Themen beschäftigen:

- Das Krankwerden: Jemand entwickelt unter Belastungsereignissen Symptome und versucht, sich in seinem Kranksein einzurichten.
- Die Krankheitsdisposition: Jemand entwickelt unter dem Druck früherer Einflüsse Bereitschaften, die ihn vulnerabel machen für krankmachende Belastungsereignisse.
- Die auslösende Situation: Die vulnerable Struktur dekompensiert unter dem Einfluss spezifischer Ereignisse.

Für jeden der drei Themenbereiche werden wir den Anteil soziokultureller Einflussfaktoren zu untersuchen haben.

Das Krankwerden

Im subjektiven Erleben eines typischen somatoformen Patienten entwickeln sich unter zunächst unklaren Bedingungen zunehmend körperliche Beschwerden und Beeinträchtigungen, die in anhaltende Schmerzzustände münden und die sich durch die üblichen Maßnahmen der Entlastung und Schmerzlinderung nicht auffangen lassen. Emotionale Labilisierung setzt ein, depressive Gestimmtheit und dysphorische Gereiztheit. Leistungs- und Konzentrationsfähigkeit lassen nach, die Alltagsbewältigung kostet zunehmend Kraft und misslingt schließlich.

In einer solchen Situation brauchte jemand gute Fähigkeiten, sich selbst die Dinge plausibel zu erklären, sich selbst zu beruhigen, adäquate Unterstützung zu suchen und anzunehmen.

Von außen betrachtet stellen wir fest: Die Schmerzpatienten können sich nicht selbst ablenken, nicht trösten und nicht entlasten. Offenbar finden sie auch niemand anderen, der sie beruhigen könnte. Sie finden keine Hilfe bei der Medizin und keinen Trost bei ihren Angehörigen. »Meine Frau kann es schon nicht mehr hören«, ist eine typische Äußerung – oder die Aussage eines anderen ungetrösteten Patienten: »Meine Frau sagt, nun hab dich nicht so, wir müssen ja alle mal sterben.« So steigt bei den Patienten der Angstpegel, ihre Aufmerksamkeit fixiert sich auf die Beschwerden, Katastrophenfantasien breiten sich aus.

Aus dieser Verfassung heraus richten sie einen starken Appell an die zuständigen Helfer, in erster Linie an die Ärzte, die kraft ihrer Sachautorität das Leiden erklären und beheben sollen. Wir registrieren die regressive Bereitschaft der Patienten, ihre Helfer machtvoll aufzuwerten und idealisierenden Hoffnungen auf sie zu setzen. »Der Professor war ein Mann wie eine Wolke«, sagt eine Patientin und wählt dabei eine biblische Gottesmetapher.

An dieser Stelle können wir eine sozialpsychologische Überlegung anstellen: Die Rollenverteilung von Arzt und Patient, ihre typischen Verhaltensmuster und Erklärungsmodelle sind soziokulturell bestimmt, der Arzt hat trotz allmählicher Verschiebung von einer paternalistischen zu einer partnerschaftlichen Arzt-Patient-Beziehung die Erklärungs- und Handlungshoheit. Die gängigen Erklärungsmodelle sind in unserer Kultur naturwissenschaftlich organbezogen, die Handlungsstrategien sind pharmakologischer oder physikalischer Natur. Alternativen zu diesem von uns als völlig evident erlebten Ansatz sind scheinbar kaum vorstellbar, aber es gibt in anderen Kulturen völlig andere Erklärungs- und Handlungsmodelle, beispielsweise von ethnisch geprägten Heilern, die sich auf böse Blicke, rachsüchtige Dämonen oder beleidigte Ahnen beziehen. Die entsprechenden Handlungsmodelle enthalten Versöhnungsrituale, Reinigungs- und Austreibungsprozeduren oder Gegenzaubermaßnahmen unter Absenkung des Bewusstseinspegels (Trance) und unter lebhafter Beteiligung des gesamten sozialen Umfelds. Solche Erklärungsmodelle erwarten unsere Patienten nicht und solche Behandlungsvorschläge würden sie nicht als hilfreich erleben, weil sie nicht in unserem Kontext der Sinnstiftung liegen. Unsere Patienten erwarten naturwissenschaftliche Erklärungen für ihre Störung und naturwissenschaftlich begründete Verfahren zur Sanierung der erkrankten Organsysteme. Und genau das können diese Patienten nicht bekommen. Die kunstgerechten ärztlichen Untersuchungen der Organe erklären die Schmerzen nicht ausreichend; eine ursächliche Behandlung ist nicht möglich; die Patienten haben im medizinischen Sinne »nichts« oder zumindest nicht genug, um wirklich als Patienten anerkannt zu werden.

Das ist für viele Patienten eine Katastrophe, eine ärgerliche Enttäuschung, eine große Beunruhigung. Es verstärkt ihre ohnehin bestehende Tendenz, eigene Erklärungsmodelle zu entwickeln und Heiler zu suchen, welche ihre Erklärungen bestätigen. Die Erklärungen sind unterschiedlich, die innere Logik ist gleich: Ein äußeres Ereignis, eine von außen kommende Belastung hat Körperorgane so geschädigt, dass sie anhaltend schmerzen. Die so beschaffenen Diagnosen können heißen: Schleudertrauma, Borreliose, Chronique Fatigue, Multiple Chemical Sensitivity Syndrome, Sick Building Syndrome, Silicone Breast Disease, Repetitive Strain Injury, Gulf War Syndrome, verborgene Allergien und so fort. Solche Diagnosen sollen den Patienten als einen wirklich Kranken legitimieren, als jemand, der ernst zu nehmen ist und Anspruch auf gesellschaftliche Leistungen hat. Die Patienten suchen und finden bedeutende Ärzte und Forscher, die diese Diagnosen bestätigen, welche jedoch meist von der offiziellen Medizin nicht anerkannt sind. Psychologisch ist mit dieser Selbsterklärung die Angst vor einem medizinisch unerklärlichen Krankheitsgeschehen und die Enttäuschung über das ablehnend hilflose Gesundheitssystem fürs Erste bewältigt. Der Kampf des Patienten hat nun eine eindeutige Richtung bekommen.

Wer an dieser Stelle versucht, den Patienten zu überzeugen, er sei in Wahrheit hypochondrisch, ängstlich, depressiv, das heißt psychisch beeinträchtigt, stößt auf entschiedene Gegenwehr. Typische Schmerzpatienten sind ganz im Gegenteil bemüht, nicht schwach zu erscheinen, nicht klagsam, sie betonen ihre Leistungsfähigkeit (speziell die Männer) oder ihre Fähigkeit, Belastungen zu ertragen (die Frauen). Belastungen im Sinne von Life Stress haben sie im großen Umfang erfahren und ausgehalten, aber depressiv beklagt haben sie sich deshalb noch nie (Rudolf 1992, 1998).

Aus sozialpsychologischer Perspektive sehen wir eine ausgeprägte Beziehungsstörung zwischen einem bestimmten Typus von Patienten und einer mächtigen, Normen setzenden gesellschaftlichen Institution, der Medizin. Die beiden Beziehungspartner missverstehen einander gründlich, wenden sich enttäuscht voneinander ab und entwerten einander. Sie werfen sich wechselseitig vor, uneinsichtig zu sein: »Dieser uneinsichtige Patient müsste doch nur eingestehen, dass er nichts Organisches hat, dann könnte man ihn psychiatrisch behandeln«, lautet die unausgesprochene Erwartung auf der medizinischen Seite. »Dieser uneinsichtige oder unfähige Arzt müsste nur wirklich vorhandene und schwer ausgeprägte Krankheit bestätigen, dann könnte ich auch als richtiger Kranker behandelt werden«, ist die Gegenposition. Solche Beziehungsstörungen haben keine gute Verlaufsprognose, sie neigen zur Chronifizierung bis zum bitteren Ende.

Die Krankheitsdisposition

Mit dieser Bestandsaufnahme haben wir gute Voraussetzungen, uns der zweiten Frage zu widmen: Gibt es Dispositionen für eine solche Entwicklung, und wie werden sie erworben?

Uns interessieren dabei besonders die familialen Einflüsse auf die noch prägbare und daher vulnerable Struktur der kindlichen Persönlichkeit. Diese frühen Belastungseinflüsse sind in ihrer Auswirkung auf die psychische und körperliche Gesundheit gut untersucht (Schoon 2002). Wir haben in unseren Studien die psychisch-interpersonellen Konfliktspannungen in der Familie unterschieden von den sozialen Krisen und Katastrophen der Familienmitglieder und deren spezifische Auswirkungen auf die Entwicklung von Jungen und Mädchen nachweisen können (Motzkau u. Rudolf 1997; Rudolf u. Motzkau 1997). Die Studie von Johnson et al. (2002) betont den Einfluss des negativen Erziehungsstils, andere heben auf aggressive und sexuelle Gewalt ab (Egle et al. 2002). Das Vorgehen von Egle und Mitarbeitern verwendet eine Liste von Risikofaktoren, in welcher diese Elemente integriert sind, und stellt sie einer Liste von kompensatorischen Schutzfaktoren gegenüber.

Alle Studien dieser Art belegen, dass die Häufung von frühen Belastungserfahrungen mit dem wahrscheinlichen Auftreten von psychischen Störungen und Verhaltensstörungen in Kindheit, Jugend und Erwachsenenalter korrelieren. Besonders beeindruckend ist die Studie von Felitti (2002), der an 55.000 Mitgliedern eines amerikanischen Health Centers den Zusammenhang zwischen der frühen Kindheitsbelastung (Adverse Childhood Experience durch chronisch kranke, süchtige, kriminelle oder traumatisierte Familienmitglieder) und vielfältigen, nicht nur psychischen, sondern auch körperlichen Erkrankungen aufgezeigt hat. Die Studien verweisen auf eine komplexe Entwicklung der durch die frühen Belastung Betroffenen, welche als Kinder und Jugendliche mit Verhaltensproblemen, Beeinträchtigungen des Schulerfolgs und der Berufsqualifikation und deutlich reduzierten sozialen Kompetenzen reagieren und die dann wiederum als Erwachsene eine erhöhte Bereitschaft haben, chronische Depressionen und Persönlichkeitsstörungen auszubilden. Diese wiederum begünstigen selbstschädigendes, selbstverletzendes suizidales Verhalten, Suchtverhalten und Essstörungen (zum Beispiel Adipositas), welche wiederum das Auftreten von Hypertonie, Diabetes, koronaren Herzkrankheiten und so weiter fördern. Felitti unterstreicht die Tatsache, dass die somatischen Krankheiten, die letztlich von Ärzten behandelt werden, Auswirkungen und Folgeerscheinungen weit zurückliegender Belastungserfahrungen sind. In diesen Belastungen spielen aggressive Gewalt, sexueller Missbrauch und Kindesvernachlässigung eine erhebliche Rolle.

Aus allen solchen Studien wird deutlich, dass nicht einfache Ursache-Wirkungs-Zusammenhänge vorliegen, sondern komplexe Prozessentwicklungen, in denen Elemente wie die Entwicklung eines bestimmten Bindungsstils oder auf Ausbildung von Bewältigungsstrategien für erlebte Belastungen eine wichtige Rolle spielen.

Im Folgenden werde ich ein ätiopathogenetisches Modell herausarbeiten, das besonders deutliche gesellschaftliche Implikationen besitzt. Ich will es an dem eingangs erwähnten Patienten verdeutlichen, den ich wegen einer chronischen Schmerzsymptomatik zu begutachten hatte. Zwei Themen seiner Geschichte fielen besonders ins Auge: seine klägliche frühe Lebenssituation und sein lebenslanger, meist vergeblicher Kampf um gesellschaftliche Anerkennung.

Er war von einer jungen, mittellosen Mutter auf dem Land unehelich geboren und bald in ein kirchliches Kinderheim, er nannte es Waisenhaus, gegeben worden. Der Vater galt dem Vernehmen nach als Hergelaufener, möglicherweise als Zigeuner. Im Heim gehörte der Patient zu jener Unterschicht von Heimkindern, die nie Besuch bekommen und daher nichts zum Tauschen, zum Sichfreuen oder Stolzsein besitzen. Er wurde früh in der Landwirtschaft eingesetzt und absolvierte keine Berufsausbildung. Eine karge Kindheit in der Nachkriegszeit, die er überlebte, mit mancherlei Demütigungen durch die kirchlichen Autoritäten, von denen er sich ausgenutzt fühlte.

Der zweite Punkt: Seine Lebensleistung bestand in seinem Erleben kurz gesagt darin, dass er nicht kriminell wurde, obgleich es an Möglichkeiten und Angeboten nicht fehlte.

Stattdessen versuchte er seinen Unterhalt zu verdienen, eine Familie zu gründen und zu unterhalten und wurde – verständlicherweise bei seiner Vorgeschichte und Mutterproblematik – von einer sozial instabilen Frau und deren Familie massiv ausgenutzt. Das Gleiche passierte ihm in seiner Firma, in der er als LKW-Fahrer arbeitete. Er erlebte sich als sehr bemüht, alles richtig zu machen und ließ sich endlos ausnutzen, um die Anerkennung zu gewinnen.

Damit ist bereits der Kern der Disposition skizziert. Es ist eine spezifische Bewältigungsform einer defizitären und überfordernden, unter Umständen traumatischen Kindheitserfahrung. Es erfolgt, wie wir bei vielen Patienten sehen, gewissermaßen ein Verzicht auf die Kindheit, die ganz früh durch quasi erwachsene Mitverantwortung, Mitarbeit, Verzicht auf eigene Interessen, klaglose Übernahme von schmerzlichen und traumatisierenden Einschränkungen gekennzeichnet ist. Die Patienten identifizieren sich mit dieser Bereitschaft, im Übermaß zu ertragen und zu leisten, weniger aus masochistischen Gründen, als vielmehr mit dem Ziel, eines Tages Anerkennung zu finden, die Familienschande auszulöschen und diesbezüglich von den Angehörigen, speziell Eltern und Partnern gesehen, bewundert und bedankt zu werden. Genau das findet freilich nicht statt: Niemand sieht die besondere Anstrengung der Leistung, man nimmt sie als selbstverständlich und nutzt sie aus.

Damit ist eine sehr spezielle Vulnerabilität skizziert, sie ist gekennzeichnet durch ein hohes Maß an chronischer Selbstüberforderung bei gleichzeitiger Unfähigkeit, sich zu beklagen, etwas einzuklagen, zu fordern, Hilfe herbeizuholen, sich emotional zu entlasten, sich sozial abzustützen. Dazu kommt die zunehmende Kränkung und Enttäuschung über die niemals erfolgende Anerkennung und über die stattdessen stattfindenden Zurückweisungen.

In einer Studie (Steinhausen, unveröffentlicht) haben wir 45 Gutachtentexte von somatoformen Patienten qualitativ textanalytisch untersucht und zeigen können, dass die erste Konstellation der massiven frühen biografischen Belastung bei allen Patienten bestanden hat. Sie war im Einzelnen vor allem gekennzeichnet durch materielle Not (58 %), Nichtverfügbarkeit der elterlichen Bezugspersonen (86 %), massive Zurücksetzungserlebnisse (23 %), belastende und traumatisierende Erlebnisse (21 %), zeitliche Einschränkung durch Pflichten (23 %), geringe Möglichkeit der Schulbildung (26 %) und eine selbstbestimmte Berufswahl (16 %).

Die zweite Konstellation der frühen Verantwortungsübernahme im Kindesalter ließ sich bei 60 Prozent, die starke Pflicht- und Leistungsorientierung im Erwachsenenalter bei 95 Prozent nachweisen.

Damit lässt sich das spezifische Bewältigungsmuster bei spezifischen frühen Belastungen für den Großteil aller Patienten bestätigen, welche wegen somatoformer Schmerzstörungen in einem Berentungsverfahren sind. Das Bewältigungsmuster zeigt geschlechtsspezifisch bei Männern eher eine außerordentlich hohe Leistungsbereitschaft, bei Frauen eher eine starke Bereitschaft, auszuhalten und durchzuhalten. Beides ist bei den Patienten stark wertbesetzt, es macht ihre eigentliche Lebensleistung aus. Bei genauem Hinsehen wird bereits vor Ausbruch der Erkrankung erkennbar, dass dieser Anspruch nur noch mit größter Mühe aufrechterhalten werden kann und die Anzeichen der Selbstüberforderung bereits unübersehbar werden.

Auslösende Situation – von der Disposition zur Symptombildung

Aufgrund der bisherigen Entwicklung war der Bogen zum Zerbrechen gespannt, auch wenn in der bewussten Selbstwahrnehmung »alles in Ordnung« und nach außen hin »alles normal« erscheint. Dieses Beharren auf das nach außen hin Normale wurde früher als

Alexithymie bezeichnet. Darin sind mehrere Teilaspekte enthalten. Zum Ersten die früh erworbene Unfähigkeit, emotionale Belastungen bei sich selbst, speziell im eigenen Körper wahrzunehmen, zum Zweiten das verinnerlichte Verbot, über eigene Unlust zu klagen, das heißt, andere damit zu behelligen und um Abhilfe zu bitten, und zum Dritten das verleugnende Wunschdenken, es sei alles normal, auch wenn die aufgezeigten Konflikte und Probleme nur mit Mühe verleugnet werden können.

Unter dieser Voraussetzung genügt ein geringfügiges Ereignis – eine Erkältung, ein leichter Auffahrunfall, eine Auseinandersetzung am Arbeitsplatz oder in der Familie –, um das System kollabieren zu lassen.

Im Fall meines Patienten war es einer jener Tage, an denen er unter dem Druck der Firma viel länger fuhr als erlaubt oder als es ihm zusagte. Beim Ausladen der zweiten Tour stürzte er und zog sich vergleichsweise geringe Verstauchungen zu, die jedoch zu zunehmenden Rückenschmerzen führten. Seine Angst, dass etwas in ihm zerbrochen sei, fand keinen Widerhall bei der Firma oder den Ärzten, man erwartete, dass er binnen 14 Tagen wieder arbeitsfähig sei.

Das ist ein typischer unfallreaktiver Ablauf. Symptome treten auf und werden kausal auf vorausgegangene Ereignisse bezogen. Jetzt wird es dem Patienten endlich möglich, zu klagen und Hilfe zu fordern, aber seine Klage steht in keinem Verhältnis zu den auslösenden Ereignissen, bewirkt nicht Mitgefühl, sondern Unverständnis und Distanzierung, je länger die Klagen dauern.

In dieser Situation werden nicht wenige Patienten zum Michael Kohlhaas. Dieser litt unter seinem Ausgeliefertsein und seiner Ohnmacht gegenüber der Fürstenwillkür, die sein gutes Recht und seine Ehre verletzt hatte. Er wurde zum Terroristen, zum Amokläufer, für den es keine Versöhnung, keine Wiedergutmachung mehr gab. Er verstrickte sich in sein zerstörerisches Tun, bis er selbst darin zugrunde ging. Die Kohlhaas-Novelle in der klaren kleistschen Sprache zu lesen, vermittelt einen starken Eindruck von der unausweichlichen Dynamik des verletzten Gerechtigkeitssinns (narzisstische Kränkung ist dafür ein schwacher Begriff).

Das ganze belastete Leben zuvor und die Anstrengungen, es zu meistern, haben die meisten Patienten als etwas Persönliches angenommen. Das krankheitsauslösende Ereignis jedoch erscheint ihnen als etwas Schicksalhaftes, von außen Kommendes, für das sie keine Verantwortung übernehmen können und zu dessen Bewältigung und Wiedergutmachung sie sich an die Mächtigen der Gesellschaft wenden müssen. Die Gesellschaft aber weist sie zurück und zeigt sich verständnislos. Jetzt beginnt ein quälerischer Kampf um Recht und Genugtuung.

Die individuell-psychologische Entwicklung im Überblick

Betrachten wir nochmals im Zusammenhang die psychologische Dimension der beschriebenen Entwicklung: Eine defizitäre soziale Struktur der Familie war nicht geeignet, den späteren Patienten eine stabile strukturelle Entwicklung zu garantieren, darüber hinaus waren die Familienverhältnisse häufig dazu angetan, die sich entwickelnde Persönlichkeit zu belasten und zu traumatisieren. Die strukturellen Defizite (Rudolf 2002) betreffen:

– Die Fähigkeit zur Selbstreflexion, das heißt die Fähigkeit, die aktuelle Situation evaluieren zu können.
  Wer nicht über eine sichere Wahrnehmung der eigenen Person, der eigenen Affektlage, des eigenen Körpers verfügt, kann sich in der Welt nur schwer orientieren. Die Schmerzpatienten zum Beispiel tun sich wie alle somatoformen Patienten häufig sehr schwer damit, eigene körperliche Befindlichkeiten auf ihre affektiven Komponenten hin zu reflektieren; sie missverstehen eine emotionale Belastung als körperlich-gesundheitliche Störung und bleiben mit ihrer Aufmerksamkeit an kognitiven Erklärungsbemühungen hängen.
– Die Fähigkeit, eigene Impulse, Affekte und den Selbstwert flexibel zu steuern.
  Es gibt für diese Patienten kaum eine innere Entwicklung oder ein äußeres Ereignis, das nicht heftige Gefühlsbewegungen auslösen oder von völliger Erstarrung beantwortet werden könnte. Für die Schmerzpatienten ist die hohe Kränkbarkeit kennzeichnend, darüber hinaus ihre großen Schwierigkeiten im Umgang

mit aggressiven Impulsen. Sie sind wütend und enttäuscht, vermögen das aber selten dem enttäuschenden Objekt selbst anzutragen, sondern beklagen sich bei Dritten.

- Die Fähigkeit, für sich selbst gewissermaßen elterliche Funktionen zu übernehmen, das heißt, sich selbst zu ermutigen, beruhigen, trösten, verteidigen zu können.
  Wer das nicht kann, ist der bösen Welt schutzlos ausgeliefert und hofft stets vergebens auf eine gute Welt. Das sehen wir bei den Schmerzpatienten besonders in der Behandlungserwartung und in der Art, wie diese Hoffnungen regelmäßig enttäuscht werden.
- Die Fähigkeit, sich kommunikativ an andere zu wenden, das heißt, die eigene Bedürftigkeit sehen zu lassen, Hilfe zu suchen und angebotene Hilfe anzunehmen.
  Diese Funktionen sind bei Schmerzpatienten eingeschränkt. Sie sind gewohnt, sich nur auf sich selbst zu stützen und Hilfe bestenfalls vorwurfsvoll einzuklagen, was dazu führt, dass sie regelhaft zurückgewiesen werden.

Diese strukturellen Defizite oder Vulnerabilitäten sind geeignet, emotionalen Dauerstress zu entfalten. Er resultiert aus der unerfüllbaren Sehnsucht und den Verlassenheitsgefühlen, aus den unvermeidlichen Missverständnissen und Enttäuschungen, welche ihrerseits wiederum einen hohen Pegel an Ärger und Wut hinterlassen. Der Dauerstress wird durch die Bewältigungsbemühung des forcierten Leistungsangebots noch gesteigert. Die ewigen Anstrengungen, durch forcierte eigene Leistungen die Dinge zum Guten zu wenden, schaffen eine Dauerspannung, welche langfristig die Kräfte aufzehrt und wenig Raum lässt für ein gelassenes Miteinander. Das alles führt dazu, dass schließlich angesichts der aussichtslosen Bemühungen und Selbstüberforderungen das gesamte Gleichgewichtssystem zusammenbricht (Rudolf 2000, S. 192f.).

Der Zusammenbruch wird jedoch nicht als ein Scheitern der eigenen Bemühungen verstanden, als eine Wiederkehr der basalen abgewehrten Beziehungsenttäuschungen, sondern als das schicksalhafte Ereignis einer Erkrankung des Körpers oder einer körperlichen Schädigung infolge eines Unfalls oder einer Infektion. Jetzt haben sie im eigenen Erleben einen Grund zu klagen, aber von außen wird ihnen auch hier vermittelt, dass sie eigentlich keine Berechtigung hätten, weil medizinisch gesehen das schädigende Agens nicht nachweisbar ist.

Die bio-psycho-sozialen Wechselwirkungen

An dieser Stelle können wir nochmals verdeutlichen, was das häufig erwähnte bio-psycho-soziale Paradigma meint. Als Erstes sehen wir den Einfluss des Sozialen auf das Psychische: Die Bedingungen der äußeren Wirklichkeit, der Soziokultur, des Stils der Zeit, der kollektiven Überzeugungen und Idealvorstellungen sind es, welche durch Vermittlung der Familie die Innenwelt des Einzelnen ausgestalten. Sie liefern den Rahmen, innerhalb dessen er sich individuell entwickeln kann; eine Entwicklung, in deren Verlauf die Erfahrungen mit dem Äußeren, die guten und die schlechten verinnerlicht, internalisiert werden. Diese Entwicklung ist adaptiv, indem sie den Einzelnen sozialisiert, also auf seine Mitwelt ausrichtet. Die Entwicklung ist ferner adaptiv, indem sie den Einzelnen dazu führt, als Überlebensstrategie das Beste aus den gegebenen Möglichkeiten zu machen, auch wenn es eventuell eingeschränkt ist, defizient, vulnerabel, störanfällig, konfliktträchtig, dysfunktional oder schmerzhaft-leidvoll.

Zweitens sehen wir den Zusammenhang des Psychischen mit dem Körperlichen: Die psychische Verfassung beschränkt sich nicht auf das Erleben, Fühlen, Denken und das Bewusstsein; sie manifestiert sich im Körper, der die Affekte ausdrückt und der das Wollen ins Handeln überführt. Der Körper ist Ausdruck der Persönlichkeit und ihrer Erfahrung. Indem der Körper beseelt ist und die Psyche ihrerseits verinnerlichte soziale Erfahrung darstellt, findet sich auch der Körper im engen Bezug zum Sozialen, Gesellschaftlichen. Das Körperideal der jeweiligen Epoche versucht, gesellschaftliche Idealnormen zu erfüllen. Körperliche Arbeitsleistungen und körperliche Verzichtsleistungen sind bemüht, gesellschaftlichen Ansprüchen zu genügen. Der beschädigte, überforderte, kranke Körper wendet sich an gesellschaftliche Institutionen mit dem Anspruch auf Heilmachung und Wiedergutmachung für erfahrenes Leiden. Da es sich um sozial verursachtes Leiden handelt, schließt sich der Kreis an dieser Stelle. Für ein psychosomatisches Krankheitsverständnis ist das selbstverständlich; eine biologisch ausgerichtete Medizin läuft Gefahr, diesen Zirkelschluss zu übersehen.

Psychosoziale Aspekte im Zusammenhang

Abschließend greifen wir noch einmal die psychosozialen Faktoren auf und betrachten sie im Zusammenhang mit den individualpsychologischen: Bei der Entstehung der Krankheitsdisposition von Schmerzpatienten lässt sich beobachten, dass die kleinste gesellschaftliche Funktionseinheit, die Familie, aufgrund von sozialen, ökonomischen, aber auch individuell-gesundheitlichen Faktoren außerstande ist, die heranreifende Persönlichkeit des Kindes so zu fördern, dass sie sich stabil entwickelt. Belastungen und Traumatisierungen werden häufig transgenerational weitergegeben. Es ist nicht »die Gesellschaft« schlechthin, die sich so auswirkt. Es ist ein labilisierter Anteil der Gesellschaft von fünf oder zehn oder 20 Prozent, in dem Menschen unter den jeweiligen Belastungen desintegriert reagieren und die unter ihrem Einfluss aufwachsenden Kinder strukturell nicht stabilisieren können, sondern jene gewissermaßen mit der aggressiven Gewalt, Verzweiflung und Ratlosigkeit impfen, die ihre eigene Situation kennzeichnet.

Die Kinder, die nicht umkommen und nicht verwahrlosen, nicht süchtig oder kriminell werden, entwickeln die beschriebenen Bewältigungsstrategien, mit deren Hilfe sie versuchen, in der Gesellschaft Aufnahme, Anerkennung und Sicherheit zu finden.

Die so aufgewachsenen Kinder sind mit einem sozialen Stigma und individuellen Handikap ins Leben gestartet. Die offizielle Wertüberzeugung unserer gegenwärtigen Soziokultur besagt: Hier ist eine freie Welt, hier hat jeder Zugang zu allem; Zugang zu schulischer Bildung und beruflicher Entwicklung; Zugang zu Informationen über die Medien und Anteil an der öffentlichen Meinungsbildung über demokratische Strukturen; Zugang zu Konsum und

Lebensgenuss; Zugang zur Selbstverwirklichung eines selbstbestimmten Individuums, das im Verbund mit anderen Individuen eine hoch entwickelte Gesellschaft bildet, eine Gesellschaft, die beanspruchen kann, auf andere, weniger entwickelte Kulturen herabzublicken.

Die Welt der Medien und der Werbung zeichnet ein bestimmtes Bild: Wer dazu gehört, kann alles haben, alles konsumieren und nach außen demonstrieren, dass er wirtschaftlich dazu in der Lage ist. Er darf es sich holen, darf es sich gönnen, darf dabei sein, dazugehören, mitmachen, Freude haben, fit sein, beliebt sein, gut aussehen, jemand sein, der von anderen akzeptiert wird – wiederum als einer, der beliebt ist, gut aussieht und so fort. Es sind Idealbilder, wie sie von aufgedrehten Jugendlichen formuliert werden könnten, dauerhafte emotionale Erregung, ein Höhepunkt nach dem anderen, von keiner Realität belastet. Zugleich wird immer wieder demonstriert, dass diese aufgeregte Fröhlichkeit wie nichts verfliegt, dass destruktive Feindseligkeit herausbricht und sich an beliebigen Zielen entlädt, an irgendwelchen anderen, an Andersdenkenden, Andersfarbigen, schlechthin an jedem, der nicht »wie ich« ist.

Die Patienten, von denen wir hier sprechen, scheinen zu den Menschen zu gehören, die anstelle der freien Selbstbestimmtheit von klein auf ein Gefühl des ohnmächtigen Ausgeliefertseins erlebt haben. Sie sind gegen diese Erfahrung allergisiert und reagieren später heftig darauf, sich in einer Arbeitswelt wiederzufinden, die ihnen signalisiert, dass es auf sie als Einzelne nicht ankommt, dass ihre qualifizierte Tätigkeit sich in beliebige Jobs auflösen lässt und ihre Firma in übergeordneten Firmenstrukturen auf- oder untergeht, dass man ganz andere Ausbildungen nachweisen müsste, um Schritt halten zu können, dass die Zielsetzungen und Werte von gestern heute ziemlich uninteressant sind und man sich sehr viel flexibler und räumlich mobiler auf unerwartet Neues einstellen müsste.

Zwischen den Phantasmen eines erfüllten Lebens innerhalb der Gesellschaft, den krampfhaften und vergeblichen Bemühungen, dazuzugehören und dem sich durchsetzenden Bewusstsein, in diesem Bemühen gescheitert und krank geworden zu sein, sind die Patienten wie die tapferen Soldaten eines verlorenen Kriegs, die sich hinterher an eine für sie zuständige Behörde wenden. Sie suchen dort Verständnis, Respekt und Anerkennung für ihren Lebenskampf, hoffen auf Ausgleichsleistungen und Wiedergutmachungen. Die Medizin kann ihnen das nicht geben, solange die Patienten nicht deutliche physiologisch-biochemische Normabweichungen vorlegen können. Die Patienten sind identifiziert mit dem gesellschaftlich anerkannten medizinischen Erklärungsmodell und geben sich alle Mühe, richtige Patienten zu sein, so wie sie vorher bemüht waren, richtige Mitglieder der Gesellschaft zu werden. Aber eine Person, die nur etwas zu klagen hat, ohne dass somatische Normabweichungen vorliegen, ist kein Gegenstand der Medizin. Sie hat kein Recht, die Gratifikationen zu beanspruchen, welche die Gesellschaft für richtig Kranke bereithält, die Leistungsentpflichtung, Versorgung und Rücksichtnahme. So gelingt es der Medizin nicht, die gesellschaftlich Verletzten zu versorgen. Zwischen diesem Typus der Patienten und unserem Typus von Medizin arrangiert sich eine Reinszenierung von jener Zurückweisung, Nichtwahrnehmung, jenem Nichternstnehmen, unter Umständen quälend und schädigend, welche der Patient aus seinem bisherigen Leben, vor allem aus seinen frühen Erfahrungen nur zu gut kennt. Der Ausweg einer psychischen Diagnose verlangte von dem Patienten das Eingeständnis, die Dinge bisher falsch gesehen zu haben, und ist damit ebenfalls keine ehrenvolle Lösung, sondern eine weitere Bankrotterklärung des Sich-für-verrückt-Erklärens.

So hat es den Anschein, dass die Gesellschaft keine Instanz für verletztes Gerechtigkeitsempfinden besitzt. Die Gerichte sind nicht zuständig, die Medizin ebenso wenig. Wer nach 30 Jahren Firmentreue aus betriebswirtschaftlichen Gründen entlassen wird und in der Arbeitslosigkeit landet, hat nichts Justitiables zu klagen. Die Individuen können sich nur auf den vorhandenen gesellschaftlichen Schienen bewegen, so werden gesellschaftliche Probleme und Konflikte ins Medizinische verlagert, speziell solche der Arbeitswelt. Dem schmerzlich Enttäuschten bleibt als letzte Möglichkeit, sich an die Medizin zu wenden. Die Ungerechtigkeiten des Lebens konvertieren zum Schmerzerleben. Sowenig wie die Ungerechtigkeiten des Lebens wieder gutgemacht werden können, sowenig kann der Schmerz medizinisch gut gemacht werden. Das lenkt den Patienten auf den juristischen Weg, er versucht auf dem Klageweg, als Patient angenommen zu werden.

Die heutige Gesellschaft und heutige Medizin ist eine andere als vor 50 Jahren. Damals haben sich die Patienten an das paternale Gesundheitssystem gewendet und ihm im Wiederholungszwang ihre negativen frühen Erfahrungen der ungerechten Zurückweisung entlockt. Das zeitgenössische Verständnis ist das der Partnerschaft, in der mit gleichberechtigten Patienten Behandlungspläne entwickelt werden sollen, oder es ist das Modell der Kundenorientierung, in welchem der Patient als Kunde des Dienstleistungsbetriebs Medizin behandelt werden soll. Beide Modelle machen es für den somatoform disponierten Patienten nicht leichter: Als Kunde wird er nicht bedient, als Partner wird er auf sich selbst zurückgewiesen und zum Experten der eigenen Krankheit ernannt. Dabei verwundert es nicht, dass die eingangs erwähnten modernen psychosomatischen Störungen speziell in den Vereinigten Staaten von Patientenselbsthilfegruppen propagiert werden, gegen die Medizin oder an der Medizin vorbei oder jenseits aller Medizin.

Therapeutisches Fazit

Das mag alles deprimierend klingen, ist aber doch von großer Bedeutung für das Verständnis und die therapeutische Haltung gegenüber diesem Typus von Patienten. Die beschriebenen Einsichten ersparen uns die Bemühung, solche Patienten auf dem üblichen medizinischen Weg gesund machen zu wollen. Sie helfen uns, jene destruktive Verzweiflung wahrzunehmen, welche sie eher auf kohlhaassche Weise in den Untergang treibt, als dass sie sich mit Trostpflastern, seien es kleine Renten oder Psychodiagnosen, abspeisen ließen. Diese Einsichten helfen uns, Respekt zu entwickeln für die Lebensleistung von Menschen, die nach ihrem Zusammenbruch scheinbar kläglich schwach und leistungsunfähig erscheinen. Sie helfen uns zu würdigen, dass diese Patienten in ihrer Überlebensstrategie versucht haben, das Beste aus etwas zu machen, das im Kern nicht gut war, sondern eine ungerechte Überforderung.

Wenn wir den Kohlhaas in Psychotherapie nähmen, müssten wir früher oder später mit ihm das Trauma durcharbeiten, das er erlitten hat, als ihm, dem Pferdehändler, seine Pferde weggenommen und zugrunde gerichtet wurden, seine Knechte verprügelt und er selbst davongejagt wurde. In seinem verletzten Gefühl ist Kohlhaas erbarmungslos aggressiv, so wie man ihn selbst erbarmungslos malträtiert hat.

Heigl-Evers und Heigl (1983) hatten den Mut, im Konzept ihrer interaktionellen Psychotherapie den Begriff des Erbarmens als therapeutische Haltung einzuführen, eine Haltung, die nicht auf Mitleid und nicht auf Wiedergutmachung aus ist, sondern auf eine sehr spezielle Form des annehmenden Umgangs mit fremdem Leid. In den Leitlinien zur Behandlung somatoformer Störungen wurde versucht, etwas von diesen therapeutischen Haltungen einzubinden, das gar nicht rührselig, sondern eher sachlich wirkt und den Umgang mit dem Schmerzsymptom und den schmerzlichen Lebenserfahrungen als gemeinsam einzuübende Aufgabe versteht (Henningsen et al. 2002).

So haben wir therapeutisch gelernt, die Patienten so zu behandeln, dass sie wiederkommen und wir sie begleiten können, um sie allmählich vielleicht doch aus ihrem selbstzerstörerischen Kampf zu lösen und ihnen ein Stück Selbstachtung und Akzeptanz ihres eigenen Lebens zurückzugeben (Rudolf u. Henningsen 2003). Noch vor 35 Jahren hatte ich in der Ambulanz eines Städtischen Krankenhauses gelernt, wie schlecht man sie behandeln muss, damit sie möglichst nicht wiederkommen und damit sie endlich einsehen, dass sie im Grunde nichts haben. So erscheint mir der Umgang mit soziokulturellen Aspekten des Krankseins nicht nur historisch-soziologischer Selbstzweck, sondern ein selbstreflexives Bemühen, welches uns verstehen hilft, was wir als Exponenten des Gesundheitssystems eigentlich tun, was wir bisher getan haben und was es künftig zu tun gilt. So kann der Rückblick auf unsere Erfahrung zur Grundlage eines veränderten diagnostischen und therapeutischen Handelns werden.

Literatur

Egle, U. T.; Hoffmann, S. O. (1993): Der Schmerzkranke. Grundlagen, Pathogenese, Klinik und Therapie chronischer Schmerzsyndrome aus bio-psycho-sozialer Sicht. Stuttgart.

Egle, U. T.; Hoffmann, S. O.; Joraschky, P. (Hg.) (1997): Sexueller Mißbrauch, Mißhandlung, Vernachlässigung. Stuttgart.

Egle, U. T.; Hardt, J.; Nickel, R.; Kappis, B.; Hoffmann, S. O. (2002): Früher Stress und Langzeitfolgen für die Gesundheit – Wissenschaftlicher Erkenntnisstand und Forschungsdesiterate. Z. Psychosom. Med. Psychother. 48: 411–434.

Felitti, V. J. (2002): Belastungen in der Kindheit und Gesundheit im Erwachsenenalter: Die Verwandlung von Gold in Blei. Z. Psychosom. Med. Psychother. 48: 359–369.

Heigl-Evers, H.; Heigl, F. (1983): Das interaktionelle Prinzip in der Einzel- und Gruppenpsychotherapie. Z. Psychosom. Med. Psychother. 29: 1–14.

Henningsen, P. Hartkamp, N.; Loew, T.; Sack, M.; Scheidt, T.; Rudolf, G. (2002): Somatoforme Störungen. Leitlinien und Quellentext. Stutgart.

Henningsen, P.; Zimmermann, Th.; Sattel, H. (2003): Medically unexplained physical symptoms, anxiety and depression: A meta-analytic review. Psychosom. Medicine 65.

Johnson, J. G.; Cohen, P.; Kasen, S.; Smailes, E.; Brook, J. S. (2002): Negativer Erziehungsstil und der Zusammenhang von psychiatrischen Störungen bei Eltern und ihren Nachkommen. Z. Psychosom. Med. Psychother. 48: 396–410.

Mitscherlich, M. (1966a): Krankheit als Konflikt. Frankfurt a. M.

Mitscherlich, M. (1966b): Das soziale und das persönliche Ich. Kölner Zeitschrift für Soziologie und Sozialpsychologie 18: 21.

Motzkau, H.; Rudolf, G. (1997): Biographie und Krankheit. Belastende Ereignisse und Faktoren pathogener Sozialisation bei psychisch und psychosomatisch Kranken. Kölner Zeitschrift für Soziologie und Sozialpsychologie 49: 674–701.

Read, N. W. (2000): Bridging the gap between mind and body: Do cultural und psychoanalytic concepts of visceral disease have a explanation in contemporary neuroscience. Psych. Brain. Res. 122: 425–443.

Rudolf, G. (1992): Körpersymptomatik als Schwierigkeit der Psychotherapie. Prax. Psychother. Psychosom. 37: 11–23.

Rudolf, G. (1998): Der Prozess der depressiven Somatisierung. In: Rudolf, G.; Hennigsen, P. (Hg.), Somatoforme Störungen. Theoretisches Verständnis und therapeutische Praxis. Aktuelle Entwicklungen in der Psychotherapeutischen Medizin. Stuttgart, S. 171–184.

Rudolf, G. (2000): Psychotherapeutische Medizin und Psychosomatik. Ein einführendes Lehrbuch auf psychodynamischer Grundlage. 4. Aufl. Stuttgart.

Rudolf, G. (2002): Struktur als psychodynamisches Konzept der Persönlichkeit. In: Rudolf, G.; Grande, T.; Henningsen, P. (Hg.), Die Struktur der Persönlichkeit. Vom theoretischen Verständnis zur therapeutischen Anwendung des psychodynamischen Strukturkonzepts. Stuttgart, S. 2–48.

Rudolf, G.; Motzkau, H. (1997): Die Auswirkungen von biographischen Belastungen auf die Gesundheit von erwachsenen Männern und Frauen. Z. Psychosom. Med. Psychother. 43: 349–368.

Rudolf, G.; Henningsen, P. (Hg.) (1998): Somatoforme Störungen. Theoretisches Verständnis und therapeutische Praxis. Aktuelle Entwicklungen in der Psychotherapeutischen Medizin. Stuttgart.

Rudolf, G.; Henningsen, P. (2003): Die psychotherapeutische Behandlung somatoformer Störungen. Z. Psychosom. Med. Psychother. 49.

Schoon, I. (2002): Die Langzeitwirkung sozial-ökonomischer Benachteiligung auf die psychosoziale Anpassung von Frauen. Z. Psychosom. Med. Psychother. 48: 381–395.

Steinhausen, O. (unveröffentlicht): Biographische Belastung und Bewältigungsstil bei Patienten mit chronifizierten somatoformen Störungen und Rententhematik.

Nortin M. Hadler

Die soziale Konstruktion von lokalem Skelettmuskelschmerz

Die Erkenntnisse von Epidemiologen auf der ganzen Welt sollten diejenigen von uns, die sich gut, sogar unbesiegbar fühlen, innehalten lassen. Wir mögen in der Mehrheit sein. Aber es gibt eine erstaunliche Vielzahl von Personen, beispielsweise unsere Nachbarn, Freunde, Fremde, die eine solche Gesundheit nicht kennen. Ihnen geht es schlecht. Sie können nicht das leisten, was sie ihrer Ansicht nach sollten. Und viele haben Schmerzen.

Schmerz war schon immer eine Art Irrlicht für die Epidemiologie. Er ist ein Teil des Lebens. Mindestens die Hälfte von uns erlebt alle sechs Wochen eine Woche voller Schmerzen, gewöhnlich Skelettmuskelschmerzen. Die meisten von uns bewältigen sie; wir ignorieren sie, wir rationalisieren, wir leugnen, wir beklagen uns, aber wir fühlen uns selten unwohl und suchen selten professionelle Hilfe auf. Wenn wir das Bedürfnis haben, diese Hilfe aufzusuchen, haben wir in allen hoch entwickelten Ländern viele Alternativen und viele Anbieter, die diese Alternativen liefern. Die traditionelle westliche Medizin ist nur eine Alternative von vielen. Wenn also die Weltgesundheitsorganisation die medizinische Grundversorgung in der ganzen Welt überprüft (Gureje et al. 1998) und entdeckt, dass 22 Prozent (von 5,5 bis zu 33 % reichend) der Patienten von anhaltenden Schmerzen berichtet, fragt man sich, wie viele Menschen mit anhaltenden Schmerzen keine medizinische Grundversorgung aufsuchen, sondern sich an andere Stellen wenden oder einfach still vor sich hin leiden. Diejenigen, die die Grundversorgung in Anspruch nehmen, leiden mit vierfach höherer Wahrscheinlichkeit an Angst oder Depression als Patienten ohne anhaltende Schmerzen. Sie offenbaren noch wahrscheinlicher ungünstige Gesundheitsauffassungen als Patienten, die aus anderen Gründen um Hilfe ersuchen.

Die Epidemiologie hat langsam angefangen, das Problem anhaltender Ganzkörperschmerzen anzuerkennen und zu erforschen. Bis vor kurzem lag das Hauptaugenmerk auf der Verbreitung und Fortdauer des lokalen Schmerzes. Haushaltsbefragungen zur Prävalenz von Knie-, Rücken-, Kopf- oder Unterleibsschmerzen sind reichlich vorhanden. In all diesen Befragungen sind Menschen verborgen, die viele solcher Fragen bejahen. Diese Menschen finden sich mit größerer Wahrscheinlichkeit in niedrigeren sozioökonomischen Schichten (Urwin et al. 1998) und nehmen medizinische Hilfe häufiger in Anspruch (Rekola et al. 1997). Erst vor kurzem wurde diese Population erkannt und ihre Misere erforscht. Einige der informativsten epidemiologischen Aussagen wurden anhand der Bevölkerung von Manchester entwickelt. Die Forscher benutzen dort eine stringente Definition von chronischen Ganzkörperschmerzen, die mindestens drei Monate andauernde Schmerzen im Skelett und in mindestens zwei Sektionen zweier kontralateraler Glieder erfordert. Fast fünf Prozent der Erwachsenenpopulation erfüllen diese Kriterien (Hunt et al. 1999). Diese Menschen fühlen sich weder wohl noch sind sie glücklich. Ihre Wahrscheinlichkeit, psychische Störungen, Einschränkungen in bestimmten Funktionsbereichen und andere somatische Symptome zu entwickeln, liegt zweimal höher als bei anderen. Sie neigen zu hypochondrischen Überzeugungen und beschäftigen sich übermäßig mit körperlichen Symptomen.

Wie sieht das Schicksal dieser Menschen aus? Zunächst ist ihre Wahrscheinlichkeit, eine körperliche Krankheit zu entwickeln, auch eine systemische rheumatische Krankheit, um nichts höher als die ihrer Altersgenossen ohne Ganzkörperschmerzen. In der Gemeinde von Manchester scheint sich die Mehrheit mit der Zeit zu bessern (Macfarlane et al. 1996). Etwa ein Drittel bessert sich nicht, gleich welchen Nutzen die Personen aus ihrer Neigung ziehen, medizinische Hilfe in Anspruch zu nehmen. Das ist die Population, die die Weltgesundheitsorganisation zur Kenntnis nahm. Ein Viertel von ihnen entwickelt vor dem Arztbesuch ernsthafte Angst- oder affektive Störungen (Macfarlane et al. 1999), die bei fast 17 Prozent von denen, die eine Behandlung aufsuchen, die Kriterien für die Diagnose einer primären psychiatrischen Erkrankung erfüllen (Benjamin et al. 2000).

Die Medizinalisierung von lokalem Skelettmuskelschmerz

Was ist ihre Diagnose? Ich bin mit »einem überwältigenden Verlust des Wohlbefindens« zufrieden, wovon Schmerz meiner Ansicht nach nur eine Manifestation ist. Die psychiatrische Literatur tut sich mit dieser großen Patientengruppe schwer, weil die meisten von ihnen keine offenkundige Denkstörung haben. »Funktionelles somatisches Syndrom« ist die Bezeichnung des auf diesem Gebiet führenden Psychiaters in den Vereinigten Staaten (Barsky u. Borus 1999). Es gibt Rheumatologen, die darauf beharren, dass die Ganzkörperschmerzen sich nicht auf den ganzen Körper, sondern auf Tender Points beziehen, und die die Bezeichnung Fibromyalgie anwenden. An Tender Points muss man jedoch glauben; wenn man diese genau untersucht, hängen sie mit allgemeinen Schmerzen und Schmerzverhalten zusammen (Nicassio et al. 2000). Die Bezeichnung, die auf diese Patienten angewandt wird, spiegelt die »Hauptbeschwerde«, die angeboten, ausgelöst oder gehört wird, und keine valide Kategorisierung (Hadler 1999). »FM«, »CFS«, »IBS«, »TMJ« und andere Abkürzungen zeigen dieses Spektrum der funktionellen somatischen Syndrome an.

Warum leiden sie so? Es gibt viele Informationen über die Mühsal und das Schicksal dieser Patienten, aber es gibt keinen gemeinsamen Nenner als Ursache für ihren Zustand. Wir glauben, dass die Genetik, wenn überhaupt, nur eine kleine Rolle spielt. Es zeigt sich, dass auch Kinder nicht verschont werden. In einer kürzlich erschienenen Veröffentlichung wurden elfjährige finnische Zwillinge und ihre Familien zu anhaltenden Ganzkörperschmerzen befragt (Mikkelsson et al. 2001). Fast zehn Prozent erfüllten die Kriterien, und es gab keine Geschlechtsunterschiede. Falls überhaupt, konnte nur ein minimaler genetischer Einfluss erkannt werden. Andere Forscher haben nach Verbindungen zu ungewöhnlichen psychischen oder physischen Traumata gesucht, aber die Ergebnisse sind bestenfalls uneinheitlich.

Epidemiologen suchen kausale Verbindungen, indem sie Populationen untersuchen. Patienten wenden sich der Selbstbeobachtung zu, die durch den gesunden Menschenverstand beeinflusst ist. In der westlichen Kultur ist es zunehmend unangemessen, chronische Skelettmuskelschmerzen entweder dem »Schicksal« oder Somatisierung zuzuschreiben. Ersteres erscheint unwissenschaftlich, Letzteres ist ein Gräuel, der gleichbedeutend mit der Erklärung ist: »es ist in deinem Kopf«, was wie der Vorwurf einer Denkstörung oder eines sekundären Krankheitsgewinns klingt. Wenn jemand den chronischen lokalen Skelettmuskelschmerz nicht mehr länger alleine bewältigen kann, wird bei einem von vielen, die mit Trost und Erleichterung handeln, Hilfe gesucht. Einige bieten Behandlungen an, die auf sektiererischen Glaubenssystemen beruhen: Naturheilkundige, Homöopathen, verschiedene Fachmänner der »manuellen Medizin« und so weiter. Einige nehmen bei traditionellen praktischen Ärzten Zuflucht.

Der Auftrag zwischen dem Patienten und den verschiedenen praktischen Ärzten ist zuerst der, die »Ursache« des Schmerzes zu finden und sie dann zu beseitigen. Die Behandlung der sektiererischen Ärzte kann solche Erklärungen wie »Fehlstellungen der kranialen Strukturen« und Ähnliches hervorbringen. Vom traditionellen medizinischen Arzt erwartet man, dass er die Pathologie der Skelettmuskeln definiert, die dem Skelettmuskelschmerz zugrunde liegt, und die Pathologie dann beseitigt, damit der Schmerz aufhört. Der diagnostische Algorithmus ist oft anhaltend und gewunden und entwickelt sich in Richtung deskriptiver Benennung der funktionellen somatischen Syndrome zurück, wobei es sich oft um Fibromyalgie oder Myofasziales Schmerzsyndrom handelt. Patienten, die die Diagnose einer funktionellen somatischen Störung erhalten, besonders diejenigen, die sich als arbeitsunfähig wahrnehmen, sind durch die Intensität ihres Leidens und die leidenschaftslose Art gekennzeichnet, in der sie ihre Krankheitsgeschichte vermitteln. Sie sind die kränkesten je beschriebenen Personen, die von einer Schädigung der Organe, einer nachweislichen Dysfunktion der Organe oder einer spezifischen biochemischen Anomalie verschont wurden. In dieser Hinsicht sind sie glücklich.

Aber das soll weder das Leiden herabsetzen, mit dem sie leben, noch soll es die kafkaeske Natur eines Prozesses zur Bestimmung der Leistungsfähigkeit leugnen, der die Wahrhaftigkeit ihrer Krankheitswahrnehmung in Frage stellen muss.

Die meisten Patienten mit diesen Bezeichnungen schreiben den Beginn ihrer Krankheit einer Ursache zu. In einem Setting des tertiären Gesundheitssystems (Neerinckx et al. 2000) waren die häufigsten Zuschreibungen »chemisches Ungleichgewicht«, »Virus«, »Stress« und »emotionale Verwirrung«. Die meisten Physiater, Orthopäden und Allgemeinärzte in Kanada sind nicht davon überzeugt, dass Fibromyalgie eine Folge von einzelnen Ereignissen sein oder auf sie zurückgeführt werden kann, wobei auch traumatische Ereignisse einbegriffen sind. Nur manche kanadische Rheumatologen fühlen sich mit dieser Hypothese wohl (White et al. 2000). Wir wissen, dass Patienten aus diesem Krankheitsspektrum, die einen solchen Zuschreibungsstil bekunden, in Settings des tertiären Gesundheitssystems die schlechteste Prognose haben (Vercoulen et al. 1996; Wilson et al. 1994). Aber die Prognose ist insofern auch für die anderen düster, als verhältnismäßig wenige zu einem Gefühl des Wohlbefindens zurückfinden. Pharmazeutika und die meisten rehabilitativen Maßnahmen zeigen, wenn überhaupt, nur einen minimalen Effekt. Es gibt die Ansicht, dass kognitive Verhaltenstherapie helfen könnte, und zwar besonders dann, wenn Ermüdung das dominante Symptom darstellt (Price u. Crouper 1998). Die Daten sind nicht beeindruckend, was für die Effektivität außerhalb des Forschungssettings nichts Gutes verheißt.

Iatrogene soziale Konstruktionen

Im Überblick lässt sich sagen, dass Patienten, die an funktionellen somatischen Störungen mit Skelettmuskelschmerz als Hauptsymptom leiden, oftmals solche Bezeichnungen wie Fibromyalgie tragen. Bei diesen unglücklichen Menschen ist es nicht so, dass sie »Fibromyalgie haben« oder »an Fibromyalgie leiden«. Sie »erleiden Fibromyalgie«. Dies ist eine Rubrik, um ihre überall vorhandene Krankheit anzuzeigen, die jahrelang ohne erklärbare organbasierte Pathophysiologie oder spezifische Ätiopathogenese fortdauert.

Jeder dieser Patienten führt die Chronizität seiner Zustände auf die Mängel der gegenwärtigen Wissenschaft zurück; die Wissenschaft hat noch immer keine Antwort auf diese Krankheit. Eines – hoffentlich baldigen – Tages wird jemand eine Erkenntnis haben. Dann wird die Pathogenese bekannt sein und Heilung erfolgen. Vielleicht gibt es einen Retrovirus, der erst noch entdeckt werden muss, oder einen Schadstoff, dem man ausgesetzt war, der einen besonders empfänglichen Organismus plagt. So war es vor einem Jahrhundert mit Lungenentzündung und Syphilis. Auch wenn es keine Heilung gibt, kann das Verständnis der Pathogenese zur Linderung führen. Betrachten Sie die Behandlung von Aids. Betrachten Sie die Zytokin-Blocker, die die Rheumatoide Arthritis lindern. Auch ohne Einblicke in die Pathogenese wird jemand eines Tages vielleicht zufällig auf eine verlässliche und effektive Therapie stoßen. Geduld, Nachsicht und Ausdauer ist die Parole für Patienten mit »Fibromyalgie«. Die Wissenschaft wird sie retten. Dies ist eine soziale Konstruktion, ein allgemeines Glaubenssystem, das bis jetzt noch keiner überzeugenden wissenschaftlichen Überprüfung unterzogen wurde.

Es gibt eine andere Formulierung, die ich befürworte. Diesen Patienten wird beigebracht, »Fibromyalgie« zu haben, und sie lernen das nur zu gut. Darüber hinaus ist das medizinische Lexikon die Urquelle für diese Lehre, und die einflussreichsten Lehrer sind diejenigen, die an spezielles medizinisches Wissen wahrhaft glauben. Wer sind diese Schüler, und wer sind ihre Lehrer?

Die Schüler kommen aus mehreren menschlichen Erfahrungsbereichen; darunter sind auch diejenigen mit chronischen Ganzkörperschmerzen. Die meisten von uns, denen es gut geht, haben ein Gefühl der Unbesiegbarkeit; es wäre eine Überraschung, wenn etwas Krankmachendes geschehen würde. Es gibt Menschen, denen es gut geht, die aber mit der Sorge leben, dass ihr Wohlbefinden kurzlebig sei. Das sind die vulnerablen Menschen. Einige fangen als vulnerable Kinder an, als Produkt des Erziehungsstils ihrer Eltern, die selbst oft vulnerable Menschen sind. Vulnerable Menschen sind sich jeglicher Schwankung ihrer Körperfunktionen und ihres Wohlgefühls sehr genau bewusst. Sie sind keine »abnormen« Menschen, sondern einfach nur anders. Wenn sie jedoch dazu gezwungen wären, medizinische Hilfe bei einem Diagnostiker zu suchen, der glaubt, dass die Diagnose »Fibromyalgie« aussagekräftiger sei, als die Intensität des Leidens anzuzeigen, dann wären sie die Patienten, die so diagnostiziert würden. Natürlich dauert die Diagnose Monate, bis man alles andere ausgeschlossen hat, während man den Patienten von den Leidenssymptomen in Kenntnis setzt, die den »Fibromyalgie«-Patienten kennzeichnen.

Was erreicht man dadurch, dass man diese unglücklichen Individuen auf diese Weise in Kenntnis setzt? Reicht es nicht, ihnen zu erklären, dass sie durch Umstände gefordert sind, die viele Menschen dazu bringen würden, sich schlecht zu fühlen, die sie aber dazu bringen, sich auf die intermittierenden und remittierenden Beschwerden zu konzentrieren, die gesunde Menschen ignorieren und vergessen, und sich erschöpft und aussichtslos zu fühlen? Ist das nicht ein Diskurs, der den Trost der Empathie verspricht, wenn nicht mehr? Aber nicht alle Ärzte neigen zu einem solchen Diskurs. Manche finden Trost und Belohnung darin, diagnostische Bezeichnungen zu verteilen, sogar wenn die Bezeichnung das Misslingen des diagnostischen Prozesses kennzeichnet, wie es bei »Fibromyalgie« der Fall ist. Ärzte, die dazu neigen, kennen sich gegenseitig, spenden sich gegenseitig Beifall und führen gegenseitig »peer reviews« durch. Sie zu hinterfragen, wird so angesehen, als bezweifelte man die Aufrichtigkeit der Krankheitsnarrative ihrer »Fibromyalgie«-Patienten. Die vorhersehbare Reaktion ist die, dass die Ärzte ihre Folgerungen immer entschlossener beibehalten und dass auch die Entschlossenheit ihrer »Fibromyalgie«-Patienten steigt, ihre Krankheitserfahrung zu leben.

Wenn es für die Notlage dieser Patienten eine Lösung gibt, liegt sie darin, dem Beginn des Strudels entgegenzuwirken, der sie nach unten zieht. Um dies zu tun, bedarf es einer neuen sozialen Konstruktion des Krankheitskonzepts. Nicht jedes Leiden spiegelt eine zugrunde liegende Erkrankung. Manches Leiden resultiert aus »Medizinalisierung«, das heißt, man taucht normale körperliche Reaktionen – gerade normale unangenehme körperliche Reaktionen auf die schwierigeren Anforderungen des Lebens – in ein klinisches Licht. Es gibt normale Erkrankungen. Es gibt Lebensumstände, die es zu einer größeren Hausforderung machen, diese normalen Erkrankungen zu bewältigen.

Wenn diese Tatsache Teil des gesunden Menschenverstands würde, wäre es weniger wahrscheinlich, dass jemand in dem Strudel ertrinkt, den die »Fibromyalgie« darstellt. Wenn diese Tatsache Teil des gesunden Menschenverstands würde, könnte eine Person mit folgender Hauptbeschwerde vor einen Arzt treten: »Herr Doktor, ich fühle mich furchtbar: Alles tut mir weh, ich bin erschöpft, ängstlich und sorge mich um meine Eingeweide. Könnte das alles in meinem Kopf stattfinden?« Auf diese Hauptbeschwerde könnte der aufgeklärte Arzt antworten: »Ich hoffe, dass das so ist. Das ist viel besser als Niereninsuffizienz, Morbus Crohn oder Krebs. Außerdem können wir vielleicht einige Einwirkungen aus ihrem Leben aussortieren, die sie dazu bringen, bei ihren normalen Erkrankungen zu verweilen. Vielleicht können wir den Kreislauf der intensiven Selbsterfahrung durchbrechen, der zu somatoformen Störungen führen kann.«

Literatur

Barsky, A. J.; Borus, J. F. (1999): Functional somatic syndromes. Ann. Intern. Med. 130: 910–921.

Benjamin, S.; Morris, S.; McBeth, J. et al. (2000): The association between chronic widespread pain and mental disorder. Arthritis. Rheum. 43: 561–567.

Gureje, O.; von Korff, M.; Simon, G. E.; Gater, R. (1998): Persistent pain and well-being. A World Health Organization study in primary care. JAMA 280: 147–151.

Hadler, N. M. (1999): Occupational Musculoskeletal Disorders. 2. Aufl. Philadelphia.

Hunt, I. M.; Silman, A. J.; Benjamin, S. et al. (1999): The prevalence and associated features of chronic widespread pain in the community using the »Manchester« definition of chronic widespread pain. Rheumatology 38: 275–279.

Macfarlane, G. J.; Thomas, E.; Papageorgiou, A. C. et al. (1996): The natural history of chronic pain in the community: a better prognosis than in the clinic? J. Rhuematol. 23: 1617–1620.

Macfarlane, G. J.; Morris, S.; Hunt, I. M. et al. (1999): Chronic widespread pain in the community: The influence of psychological symptoms and mental disorder on healthcare seeking behavior. J. Rheumatol. 26: 413–9.

Mikkelsson, M.; Kaprio, J.; Salminen, J. J. et al. (2001): Widespread pain among 11-year-old Finnish twin pairs. Arthritis Rheum. 44: 481–5.

Neerinckx, J.; Van Houdenhove, B.; Lysens, R. et al. (2000): Attributions in chronic fatigue syndrome and fibromyalgia syndrome in tertiary care. J. Rheumatol. 27: 1051–1055.

Nicassio, P. M.; Weisman, M. H.; Schuman, C.; Young, C. W. (2000): The role of generalized pain and pain behavior in tender point scores in fibromyalgia. J. Rheumatol. 27: 1056–1062.

Price, J. R.; Couper, J. (1998): Cognitive behaviour therapy for adults with chronic fatigue syndrome. Cohcrane Review, 24 August. In: The Cochrane Library. Oxford.

Rekola, K. E.; Levoska, S.; Takala, J.; Keinänen-Kiukaanniemi, S. (1997): Patients with neck and shoulder complaints and multisite musculoskeletal symptoms – a prospective study. J. Rheumatol. 24: 2424–428.

Urwin, M.; Symmons, D.; Allison, T. et al. (1998): Estimating the burden or muscuolskeletal disorders in the community: the comparative prevalence of symptoms at different anatomical sites, and the relation to social deprivation. Ann. Rheum. Dis. 57: 649–55.

Vercoulen, J. H. M. M.; Swanink, C. M. A.; Fennis, J. F. M. et al. (1996): Prognosis in chronic fatigue syndrome: a prospective study on the natural course. J. Neurology Neurosurgery and Psychiatry 60: 489–494.

White, K. P.; Østbye, T.; Harth, M. et al. (2000): Perspectives on posttraumatic fibromyalgia: a random survey of Canadian general practitioners, orthopedists, physiatrists, and rheumatologists. J. Rheumatol. 27: 790–796.

Wilson, A.; Hickie, I.; Lloyd, A. et al. (1994): Longitudinal study of outcome of chronic fatigue syndrome. BMJ 308: 756–759.

Ulrich Tiber Egle

Selbstverwirklichung in der Leistungsgesellschaft – wie erhöht Stress die Schmerzvulnerabilität?

In diesem Beitrag geht es um die Frage, welchen Einfluss Stress auf unser Schmerzempfinden nimmt und wie man sich diesen Einfluss vorstellen kann. Was ich darstellen möchte, ist sicherlich eine gewisse Abkehr von dem, was die Medizin prägt; denn das, was die Medizin in Bezug auf den Schmerz beeinflusst, sind weiterhin die konzeptuellen Vorstellungen von Descartes. Dieser hatte 1644 in seinem Buch »L'Homme« das bis zu diesem Zeitpunkt vorherrschende mittelalterliche Schmerzverständnis (Schmerz ist Ausdruck von Schuld, Sühne und Strafe Gottes) verändert, indem er postulierte, dass ein peripherer Reiz Bedingung für Schmerz sei. Das Ausmaß des Reizes stehe im Verhältnis eins zu eins zu dem, was zentral ankomme. Für Stress ist da wenig Platz, denn damit wird ein rein nozizeptives Geschehen und eine Einbahnstraße von peripher nach zentral beschrieben. Es geht also auch um die Frage: Wie nimmt Stress Einfluss auf das Schmerzempfinden?

Nach Descartes gab es eine wesentliche Veränderung, die darin bestand, dass eben nicht nur eine Einbahnstraße von der Peripherie ins Zentrum vorhanden ist, sondern dass es absteigende Schmerzbahnen gibt, die beim Umschalten vom ersten auf das zweite Neuron Schmerzen modulieren – die so genannte »deszendierende Hemmung«.

Nach meiner Ansicht ist die deszendierende Hemmung ein wesentlicher Erklärungsbereich, warum Menschen schmerzempfindlicher werden, warum so etwas wie eine somatosensorische Amplifikation oder somatische Hypervigilanz entsteht – und vor allem auch, welche Prozesse dem zugrunde liegen. Geklärt ist aber damit in keiner Weise, wie der Faktor Stress Einfluss nehmen kann; und das ist das, was in den letzten Jahren klarer wurde.

Was ist Stress?

Jeder von uns hat Stress, wenn Sie keinen Stress haben, dann sind Sie keine guten Kliniker, dann sind Sie keine guten Forscher … – Stress muss man heute haben, das gehört sozusagen zu unserem westlichen Lebensstil. Deswegen ist es sicherlich wichtig zu schauen, was eigentlich wissenschaftlich gesehen mit Stress gemeint ist. Es gibt zu diesem Thema eine grundlegende Arbeit von Chrousos und Gold (1992). Danach ist Stress ein Zustand einer bedrohten biologischen Homöostase – sehr allgemein formuliert.

Wenn diese biologische Homöostase bedroht ist, werden speziell vorhandene genetisch angelegte Programme aktiviert, und zwar neuronale, hormonelle und Verhaltensprogramme. Das wird heute als Stresssystem zusammengefasst, dessen Ziel ist, dieses durch Stressoren gestörte Gleichgewicht wiederherzustellen.

Wenn wir uns unter diesem Blickwinkel ansehen, was mit dem Stresssystem gemeint ist, dann haben wir auch hier ein peripheres System: eine Verletzung oder einen sensorischen Input; einen visuellen Input auf Grund von dem, was wir uns anschauen – beides kann Stress bereiten und führt dann zu einer zentralen Stressverarbeitung. Wenn wir eine Verletzung haben, kommt es zur Ausschüttung von Zytokinen: Interleukin-1/-6, Gammainterferon und Tumor-Nekrose-Faktor alpha, die eine Botenstofffunktion haben, um das zentrale Stressverarbeitungssystem zu aktivieren.

Zur Wiederherstellung dieser Homöostase gibt es zwei Achsen: die Hypophysen-Nebennierenrindenachse (HPA-Achse) und die Locus-Coeruleus-Norepinephrin-Achse (LC-NE-Achse; das ist nichts anderes als ein neuer Name für den altbekannten Sympathikus).

Beide haben die Funktion, die biologische Homöostase in der Peripherie wiederherzustellen. Das sind die beiden zentralen Bausteine, sicherlich nicht die einzigen, aber die, deren Funktionieren wir diesbezüglich im Augenblick am besten kennen und verstehen.

Wir haben mehrere Bereiche, die im Gehirn für die Stressverarbeitung und -beantwortung zuständig sind: Ein wesentlicher Bereich sind die Amygdala, die Mandelkerne, und der zweite Bereich ist der Hippokampus. Der dritte Bereich, der eine große Bedeutung hat, ist der orbitale Cortex praefrontalis. Eine wesentliche Funktion in diesem System hat das Corticotropin Releasing Hormone (CRH), das in den Amygdala, aber auch in anderen Bereichen des Gehirns gebildet wird. Die CRH-Ausschüttung führt zu einer ganzen Reihe von Funktionen, die nötig sind, wenn wir mit einem Stressor konfrontiert sind, je nachdem, wie der Stressor aussieht.

Zum Beispiel schafft das Kampfverhalten Aktivität: periphere Stresshormonausschüttung, Katecholaminsekretion, Herzfrequenz- und Blutdrucksteigerung – damit wir fit werden sozusagen, um auf den Stressor zu reagieren. Appetit und Reproduktionsverhalten werden gehemmt, da diese ungeeignet sind, um auf einen Stressor zu reagieren – der Bär muss zunächst einmal erlegt werden, bevor wir ihn braten können. Die Neugier, dann die akustischen Schreckreaktionen – und ganz wesentlich: das Corticotropin Releasing Hormone; es hat die Funktion, Angst auszulösen. Das heißt, man kann experimentell durch eine CRH-Injektion Angstgefühle bei Tieren auslösen; bei Menschen ist das natürlich sehr viel schwieriger und so nicht experimentell durchführbar.

Dieses Hormon aktiviert den Locus coeruleus im Hirnstamm – das ist der Kern, der den Sympathikus im Grunde genommen steuert, er hat aber auch eine andere Funktion: Er hat hemmende Einwirkungen auf den Nucleus Raphe. Hier gibt es wieder Rückmeldungen von diesen beiden Kernen auf den orbitalen Cortex praefrontalis, der ganz wesentlich für die Stressdämpfung zuständig ist: wie schnell wir uns an einen Stress habituieren, wie schnell wir adäquat darauf reagieren, wie die Copingreaktion aussieht, eben wie die Planung und Organisation von Handlungen in dieser Situation aussieht und wie ungeeignete Antworten in dieser Situation unterdrückt werden. Das wären die Grundprinzipien der zentralen Stressverarbeitung.

Ausgehend vom Locus coeruleus passiert dann das, was wir üblicherweise mit Somatisierung apostrophieren. Das heißt, die vegetativen Reaktionen, über das vegetative Nervensystem gesteuert, werden ausgelöst – in unterschiedlichem Ausmaß, je nachdem, wie gut zum Beispiel der orbitale präfrontale Kortex hierauf Einfluss nehmen kann. Das Zweite ist relativ neu: Wir wissen, dass bezüglich der Schmerzempfindung diese deszendierend hemmenden Bahnen ganz wesentlich vom Nucleus Raphe und dem periaquäduktalen Grau ausgehen.

Das bedeutet, wenn wir unter Stress kommen und Corticotropin Releasing Hormone ausgeschüttet ist, wird diese deszendierende Hemmung eingeschränkt. Die deszendierende Hemmung ist unbedingt erforderlich. Wenn sie nicht funktioniert, wenn sie nur eingeschränkt funktioniert, werden wir schmerzempfindlicher; das bedeutet, dass Impulse aus dem ersten Neuron, aus der Peripherie, bei ihrer Umschaltung von dem ersten auf das zweite Neuron im Hinterhorn des Rückenmarks auf den verschiedenen Etagen sehr viel schneller und intensiver weitergeleitet werden, wenn sie nicht durch die deszendierend hemmenden Bahnen unterdrückt werden.

Das ist ein Grundbaustein für eine erhöhte periphere Schmerzempfindlichkeit. Stress und die daraus resultierende Kaskade von Hormonausschüttungen führen dazu, dass wir peripher schmerzempfindlicher werden, dass uns Dinge plötzlich weh tun, die einem anderen, der nicht unter Stress ist, eigentlich nicht weh tun, die dann nicht überschwellig werden. Dieses Stresssystem wird sowohl durch körperliche Schädigungen – also durch biologische Stressoren – als auch durch psychosoziale Belastungen aktiviert. Für das Stresssystem ist es kein Unterschied, ob wir psychosozialen Belastungen oder biologischen Stressoren ausgesetzt sind.

Was zunächst tierexperimentell sehr deutlich wurde und in den letzten Jahren auf den Menschen übertragen wurde, ist, dass wir zwar mit diesem Stressverarbeitungssystem auf die Welt kommen, dass dieses Stressverarbeitungssystem aber nicht ausgereift ist und dass die ersten Lebensjahre, das erste und zweite im besonderen Maß, letztlich darüber entscheiden, in welchem Umfang das Stressverarbeitungssystem ausreift.

Es wird in dieser frühen Lebensphase entschieden, wie stressvulnerabel man ein Leben lang ist oder nicht. Frühe Stresserfahrungen führen zu einer eingeschränkten Funktionsfähigkeit dieses Systems, das heißt lebenslang zu einer dysfunktionalen Stressverarbeitung.

Das ist sicherlich ein Punkt, der vieles, was wir früher, angefangen bei Freud, in verschiedenen Theorien immer wieder als Basis für unser Handeln gesehen haben, plötzlich auf eine biologische, auf eine psychobiologische Grundlage bringt.

Die Abbildung 1 zeigt die Zusammenfassung der Ergebnisse der

Arbeitsgruppe um M. Hofer (1996), der nachweisen konnte, dass die 15-tägige Trennung von Rattenbabys von ihren Müttern direkt nach der Geburt zu weit reichenden Veränderungen in verschiedenen physiologischen Parametern führt. Zum Beispiel im ganzen Bereich der Stresshormonausschüttung, die dann irgendwann rückläufig ist. Das heißt, die Beantwortung von Stressreizen ist eingeschränkt. Auch die Wachstumshormonausschüttung ist eingeschränkt – diese Ratten bleiben ihr Leben lang kleiner als diejenigen, die nicht getrennt wurden. Die Synthese der Ornithindekarboxylase, ein Enzym, das für die Hirnreifung zuständig ist, geht zurück – auch die kognitiven Funktionen dieser Ratten sind durch diese frühe Trennung eingeschränkt.

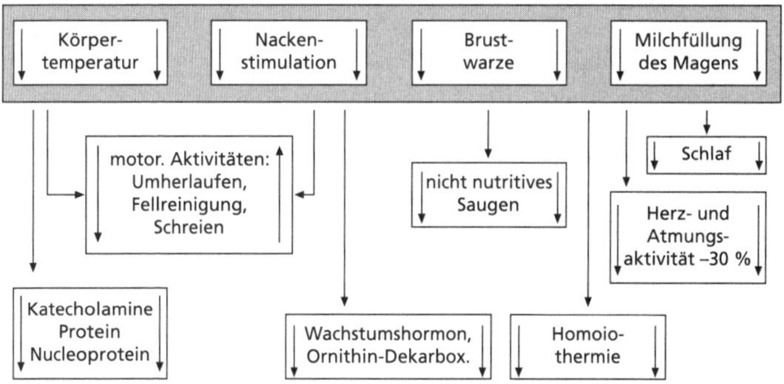

Abbildung 1: Psychobiologische Folgen mütterlicher Deprivation bei Rattenbabys (Hofer 1994, 1996)

Erstaunlich war (zunächst einmal tierexperimentell), dass bei Zurücksetzung in die Nähe der Geschwister und des Muttertiers nach 15 Tagen (das entspricht auf den Menschen übertragen dem Vorschulalter: ein Rattentag sind etwa sechs Monate Menschenalter) diese Veränderungen irreversibel waren. Dieser Stressor »frühe Trennung« – das Grundbedürfnis nach Bindung aller Säugetiere inklusive des Menschen wird nicht befriedigt – führt zu weit reichenden physiologischen Veränderungen, die lebenslang zu einer erhöhten Stressvulnerabilität führen, die lebenslang zu einer geringeren Differenzierung des Gehirns führen und die lebenslang auch zu einer geringeren Ausschüttung von Wachstumshormonen führen. Sehr früh wurde deutlich, dass Bindung – also die Kehrseite – eine protektive Funktion hat. Wenn das primär angeborene Bindungsbedürfnis von Säugetieren und vom Menschen je nach Entwicklungsphase adäquat erfüllt wird, führt dies zu einer Erhöhung der Stressschwelle und damit zu einer Erniedrigung der Stressvulnerabilität.

Zwei Zitate aus grundlegenden Arbeiten fassen dies zusammen:

»New stimuli are expected to be presented in a way which is safe, nurturing, predictable, repetitive, gradual and attuned to the infant's or child's developmental stage« (Perry u. Pollard 1998).

»Early environment is able to fine-tune the sensitivity and efficiency of certain neuroendocrine systems that mediate the response to stimuli that threaten homeostasis« (Meaney et al. 1993).

Entscheidend ist, dass die Bindung – und die Reaktion der Umgebung auf das Bindungsbedürfnis – eine adäquate ist, also der Entwicklungsphase des Betroffenen entspricht. Eine adäquate Reaktion ist bei einem einen Monat alten Säugling natürlich etwas anderes als im Alter von zwölf Monaten. Und die frühe Umgebung entscheidet ganz wesentlich darüber, wie das neuroendokrine System – und hier eben vor allem die Stressverarbeitung – letztlich ausfällt.

Wenn dieses frühe Bindungsbedürfnis nicht erfüllt wird, so wissen wir heute, dann führt das zu Veränderungen nicht nur auf der Verhaltensebene, also in der Art, wie später Bindungen oder Bindungsverhalten ausfällt, sondern auch auf der psychobiologischen Ebene. Das heißt, wenn das biologisch determinierte Bindungsverhalten des Neugeborenen auf eine antwortende Mimik der Mutter trifft und je nach Entwicklungsphase auf mütterliche Feinfühligkeit, aktiviert dies dopaminerge Fasern im Hirnstamm. Es kommt zur Ausschüttung von Endorphinen. Dies führt dazu, dass der Säugling soziale Interaktion und soziale Affekte als angenehm erlebt.

Das ist, etwas plakativ zusammengefasst, die Basis für ein sicheres Bindungsverhalten. Wir wissen heute, dass ein sicheres Bindungsverhalten das Gehirn vor Schädigung durch erhöhte Stresshormonausschüttung schützt. Der Bereich des Hippokampus oder des orbitalen Cortex praefrontalis wird also geschützt, wenn dann später Stressoren einwirken. Umgekehrt sind das genau die Bereiche, die geschädigt werden – und zwar in ihrer Funktion morphologisch geschädigt werden –, wenn ein Kind sehr früh überfordernden Stressoren ausgesetzt ist. Dies zeigen Beispiele von intrafamiliär sexuell missbrauchten Kindern, deren Hippokampusvolumen zehn Prozent geringer ist als bei gleichaltrigen Kindern, mit allen Einschränkungen der Funktion des Hippokampus in der Stressverarbeitung. Wir wissen heute, dass das wahrscheinlich die Basis für dissoziative Phänomene ist, wie wir sie bei diesen schwer Traumatisierten dann später beobachten.

Das heißt, wenn diese Kaskade so durchlaufen wird, führt das zu einer Erhöhung der Stressschwelle, es ist eine Dämpfung der Stressantwort (HPA-Achse, LC-NE-Achse) vorhanden und wir haben eine bessere kognitive und affektive Stressbewältigung.

Was macht uns nun psychisch gesund oder krank?

Das war die Frage, die lange zwischen biologischer Psychiatrie und Psychotherapie kontrovers hin und her ging – sind es die Gene oder ist es die Umwelt? Auf der Grundlage des bisher Referierten muss man sagen, es ist »nature and nurture«. Auch das Bindungsbedürfnis ist genetisch determiniert, aber entscheidend ist, in welche Umwelt es kommt und wie früh diesem Bedürfnis durch die Umwelt entsprochen wird.

Wenn wir uns dieser Frage zuwenden, müssen wir verschiedene Dimensionen unterscheiden. Im Kindesalter in der Entwicklung bis zum Erwachsenenalter sind dies:

- genetische Faktoren,
- Bindungsverhalten,
- Kindheitsbelastungsfaktoren und Schutzfaktoren,
- Konfliktbewältigungsstrategien und Abwehrmechanismen,
- gesundheitliches Risikoverhalten,
- Partnerbeziehung und soziale Unterstützung,
- Arbeitssituation,
- kritische Lebensereignisse, »daily hassles«.

Wesentliche Dimensionen sind zum einen das Bindungsverhalten, aber auch das, was danach passiert, welche Kindheitsbelastungsfaktoren, welche frühen Stressoren letztlich einwirken, was daraus dann an Konfliktbewältigungsstrategien resultiert und was sich dann an gesundheitlichem Risikoverhalten zur Bewältigung dieser Traumatisierung, dieser frühen Stresserfahrung entwickelt.

Vieles wissen wir auf Grund der »Kauai-Studie«, einer Studie von 698 Kindern des Jahrgangs 1956 auf einer Nebeninsel von Hawaii. Die Psychologinnen Werner und Smith (1982) haben diese Studie ein Leben lang begleitet. Das war die erste große prospektive Studie über 30 Jahre zur Bedeutung von frühen Stresserfahrungen in der Kindheit und deren Langzeitfolgen. Sie konnten hier nachweisen, welche Belastungsfaktoren, aber auch welche kompensatorischen Schutzfaktoren letztlich Langzeitfolgen haben und in welchem Umfang kompensatorische Schutzfaktoren Kindheitsbelastungsfaktoren ausgleichen können. Heute können folgende Kindheitsbelastungsfaktoren als gesichert gelten:

- eine emotional schlechte Beziehung zu den Eltern, also im Grunde genommen Bindung und all das, was daraus resultiert,
- eine berufliche Anspannung beider Eltern von klein auf,
- eine chronisch familiäre Disharmonie, zusätzlich noch verstärkt, wenn es um Gewalttätigkeiten bei diesen familiären Spannungen ging,
- ein Altersabstand zum nächsten Geschwister unter 18 Monate,
- wenn häufig geschlagen und misshandelt wurde,
- schwerer sexueller Missbrauch,
- finanziell kärgliche Situation und Scheidung oder Trennung der Eltern (wobei es letztlich um das geht, was den Kindern vorher oder danach widerfährt).

Außerdem gibt es eine Gruppe von körperlichen Faktoren: Erkrankungen seitens der Eltern vor allem, also psychische oder körperliche Erkrankungen eines Elternteils, und als Letztes, darauf hatte Freud schon hingewiesen, der frühe Tod eines Elternteils, wobei man aber sagen kann, dass er nicht mehr die Bedeutung hat, wie man früher meinte. Möglicherweise sind die kompensierenden Umweltparameter besser als damals. Es ist also ein Faktor, den ich heute fast aus dieser Liste streichen würde.

Wir haben in einer Psychosomatischen Ambulanz überprüft, mit welcher Häufigkeit diese Kindheitsbelastungsfaktoren auftreten (vgl. Abb. 2):

- Zwei Drittel der Patienten (insgesamt 400 unselektierte Patienten), die in unsere Psychosomatische Ambulanz kommen, haben eine schlechte Beziehung zu den Eltern. Und zwar zu beiden Eltern und – das ist das Entscheidende – nicht zu einem Elternteil.
- Die Hälfte geben chronische familiäre Disharmonie an, zum Teil auch Gewaltanwendung in der Familie zwischen den Eltern, handgreifliche Auseinandersetzungen.

Der schwere sexuelle Missbrauch ist in dieser Rangliste an vorletzter Stelle. Er soll damit nicht bagatellisiert werden, aber er macht in dieser psychosomatischen Population nur rund neun bis zehn Prozent aus, deutlich häufiger bei Frauen, aber eben auch bei Männern. Wir reden zu Recht viel über den sexuellen Missbrauch von Frauen, dass der in der psychosomatischen Population aber bei Männern auch deutlich höher als in der Allgemeinbevölkerung ist, das vergessen wir häufig, möglicherweise, weil es häufig ein homosexueller Missbrauch ist, der vielleicht etwas stärker tabuisiert ist.

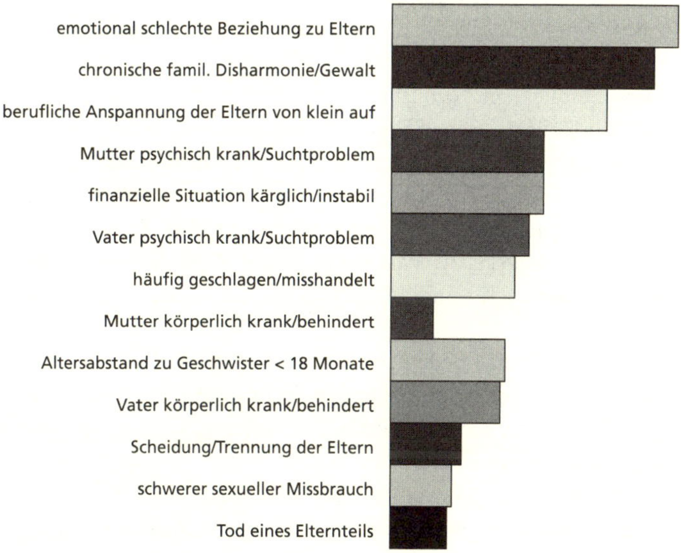

Abbildung 2: Kindheitsbelastungsfaktoren (Häufigkeiten bei einer psychosomatischen Population, Uniklinik; n = 407)

Zurück zum Thema Stress: Es ist sicher sinnvoll, dass Frauen und Männer berufstätig sind und sich darüber teilweise auch selbst verwirklichen. Die Frage ist aber, was das für Konsequenzen für die Kinder hat. Es gibt Sachzwänge, ökonomische Sachzwänge, vor allem wenn es allein erziehende Mütter sind – die arbeiten müssen, sonst können sie ihre Kinder nicht unterhalten. Immerhin 22 Prozent der Kinder wachsen heute in unvollständigen Familien auf. Die Frage ist dann, wie die Ersatzarrangements aussehen. Aber es gibt auch Familien, in denen beide Elternteile intensiv von morgens sieben bis abends acht arbeiten. Jedes halbe Jahr kommt ein neues Aupairmädchen, das sich um die Bedürfnisse der Kinder kümmert. Das sind Ersatzarrangements, die für Kleinkinder massive Stressoren darstellen, das Bindungsbedürfnis wird dadurch erfüllt, dass den Kindern permanente Wechsel zugemutet werden.

Nach der Studienlage halten dies Mädchen eher aus; Jungen halten es gar nicht gut aus. Das heißt, es gibt einen Unterschied in der Vulnerabilität, und wir wissen, dass viele Arrangements letztlich auch auf Kosten der Kinder gehen können – aber nicht müssen. Einer dieser Faktoren für sich alleine erhöht die Wahrscheinlichkeit einer erhöhten Stressvulnerabilität nicht unbedingt.

Je mehr dieser Faktoren aber vorliegen, desto höher wird die Wahrscheinlichkeit. Nun ist es kein Defizitmodell, sondern es gibt auch kompensatorische Schutzfaktoren. Das wurde auch von der Arbeitsgruppe von Lösel überprüft. Sie untersuchten das folgende theoretische Modell: Je mehr Risikofaktoren, desto mehr Schutzfaktoren brauchen wir, damit es keine psychischen Langzeitfolgen gibt. Oder umgekehrt: Wenn wir wenig Risikofaktoren haben, brauchen wir auch wenig protektive Faktoren. Das Ergebnis zeigt Abbildung 3.

Diese Ergebnisse bedeuten, dass auch ohne Risikofaktoren bestimmte Schutzfaktoren vorhanden sein müssen, damit die Wahrscheinlichkeit für eine psychische Erkrankung nicht steigt. Solche Schutzfaktoren sind:

- sicheres Bindungsverhalten (Bowlby 1998),
- dauerhafte und gute Beziehung zu mindestens einer primären Bezugsperson,
- gutes Ersatzmilieu nach frühem Mutterverlust,

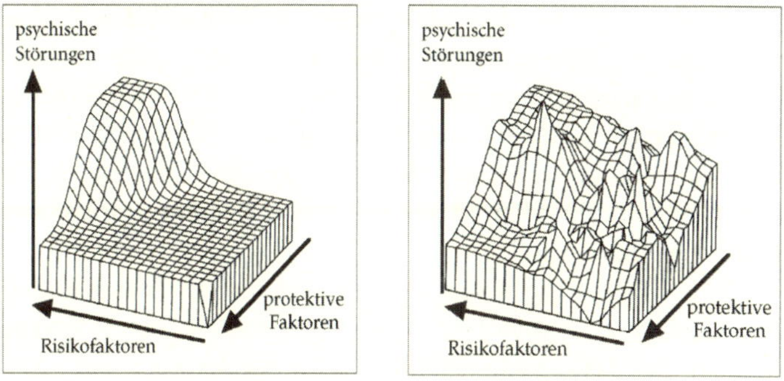

Hypothetisches Modell   Empirisches Modell

Abbildung 3: Zusammenhang zwischen biografischen Risiko- und Schutzfaktoren für psychische Gesundheit (Bender u. Lösel 2000)

- Großfamilie, kompensatorische Elternbeziehungen, Entlastung der Mutter,
- soziale Förderung (beispielsweise Jugendgruppen, Schule, Kirche),
- überdurchschnittliche Intelligenz,
- robustes, aktives und kontaktfreudiges Temperament,
- Geschlecht: Mädchen sind weniger vulnerabel als Jungen,
- lebenszeitlich spätere Familiengründung,
- verlässlich unterstützende Bezugsperson im Erwachsenenalter.

Wenn dann ein Verlust der Mutter oder der primären Bezugsperson eintritt, dann ist ein gutes Ersatzmilieu wichtig. Das war früher die Großfamilie; wir haben heute eher einen zunehmenden Anteil von Alleinerziehenden. Gerade da ist es wichtig, dass die Mutter entlastet wird – das wäre ein Schutzfaktor. Soziale Förderung, das heißt auch Kirche, Schule und so fort, kann so etwas ebenfalls übernehmen. Überdurchschnittliche Intelligenz – das heißt ein genetischer Faktor – ist ebenso ein Schutzfaktor wie ein robustes, aktives kontaktfreudiges Temperament, also ein extrovertiertes und nicht ein introvertiertes Verhalten. Und schließlich das Geschlecht: Mädchen sind weniger vulnerabel als Jungen.

Aber es gibt auch noch Faktoren, die selbst im Erwachsenenalter eine kompensatorische Funktion haben, zum Beispiel die spätere Übernahme von Verantwortung – man gründet eine Familie nicht mit 18, um aus den schwierigen Familienverhältnissen herauszukommen, also als Flucht, sondern erst mit 30. Man hat dann Zeit, um Distanz zu haben und eventuelle Entwicklungsdefizite zu kompensieren. Und auch wenn man einen einfühlsamen Partner oder eine andere verlässliche Bezugsperson im Erwachsenenalter hat, kann dies noch eine kompensatorische Funktion für Kindheitsbelastungen erfüllen.

Ein wichtiges Ergebnis ist auch das, was man unter dem Begriff der *Resilienz* zusammenfasst: Eine erhöhte Belastbarkeit ist vorhanden, das heißt eine erhöhte Stressschwelle, wenn bei vielen Kindheitsbelastungsfaktoren (»adverse childhood experiences«, ACE) hinreichend protektive Faktoren vorhanden sind. Wenn Kinder vielen Stressoren ausgesetzt waren, aber einen Teil der protektiven Faktoren haben, ist ihre Stressvulnerabilität noch geringer als die derjenigen, die keinen Risikofaktoren ausgesetzt waren.

Für Psychotherapeuten heißt das konsequenterweise, dass sie sich um diese Schutzfaktoren kümmern müssen, um zu sehen, welche Ressourcen die Einzelnen haben, mit denen man dann auch viel leichter arbeiten kann.

Wie entstehen durch diese frühen Stresseinwirkungen Langzeitfolgen? Eine wesentliche Folge von frühen Kindheitsbelastungsfaktoren sind emotionale und kognitive Beeinträchtigungen, als Folge von Bindungsstörungen. Hier wissen wir, dass diese Patienten, die als Kinder früh Belastungen ausgesetzt waren, hoch signifikant häufiger unreife Konfliktbewältigungsstrategien entwickeln – vor allem Projektion und Wendung gegen das Selbst. Es fehlen reife oder auch neurotische – um die Reifehierarchie von Vaillant et al. (1986) zugrunde zu legen – Konfliktbewältigungsstrategien; unreife Konfliktbewältigungsstrategien sind vorherrschend.

Darüber hinaus kommt es zu einer eingeschränkten Bewältigung phasenspezifischer Entwicklungsaufgaben. All das, was mit Eintritt in die Schule, vielleicht auch schon vorher, bis zum Erwachsenenalter an Entwicklungsaufgaben zu bewältigen ist, wird eingeschränkt; das führt zu fehlenden Erfolgserlebnissen, zu einer Beeinträchtigung des Selbstwerterlebens, zu eingeschränkter sozialer Kompetenz und Beziehungsfähigkeit. Auch bei den »Peers« kommt man oft nicht gut an, man ist nicht gut integriert. Es führt nicht selten zu einem sexuellen Risikoverhalten, was dann wieder die Gefahr für Retraumatisierungen schafft, und das subjektive Gesundheitserleben ist deutlich eingeschränkt.

Dies bedeutet als Fazit: Früher Stress hinterlässt – um es einmal so zu nennen – Verhaltensnarben.

Was sind weitere Faktoren, die eine vermittelnde Funktion haben? Es sind die *psychobiologischen Faktoren* – was wissen wir darüber zum Thema Schmerz?

Wir wissen, dass diese Störungen im Stressverarbeitungssystem eine gesteigerte ACTH-Reaktion auf die CRH-Sekretion zur Folge hat. Diese Achse, die zur Herstellung der biologischen Homöostase vorhanden ist, ist dysfunktional, die HPA-Achse wird sensitiviert. Diese Patienten haben einen andauernd erhöhten Glukokortikoidspiegel, erhebliche Schädigungen des Hippokampus auf Grund der Rückmeldeschleifen, der Feedbackmechanismen, sie haben erhebliche kognitive Einschränkungen im deklarativen Gedächtnis, sie haben Schädigungen im orbitalen Cortex praefrontalis, das wird bei Kindern heute als Grundlage für das Aufmerksamkeitsdefizitsyndrom gesehen. Sie können nicht fokussieren im Sinne der Stressbewältigung, sondern der orbitale Cortex praefrontalis ist dysfunktional: Eine adäquate Stressbewältigung gelingt nicht und auch keine adäquate Stressdämpfung. Wenn sie unter Stress kommen, dann eskaliert alles und eine Dämpfung ist nicht mehr möglich.

Die Schädigung im orbitalen Cortex praefrontalis als Basis für das Aufmerksamkeitsdefizitsyndrom ist durch zentrale Bildgebung gut belegt, aber nicht alle Kinder mit diesem Syndrom haben dies auf Grund früher Stresserfahrungen, es gibt auch eine Gruppe mit genetischer Veranlagung.

Durch diese Schädigung kommt es zu einer eingeschränkten kognitiven Bewältigung in Bezug auf Coping, eine anhaltende Dysfunktion des autonomen Nervensystems, das ist das, was dann als Somatisierung für uns ersichtlich wird; die Betroffenen haben eine Störung des Wachstums, weil auch die STH-Ausschüttung eingeschränkt ist, das führt zu dem so genannten »nicht organisch bedingten Gedeihsyndrom« (NOFT).

In einer prospektiven Studie in England wurde belegt, dass Kinder, die frühe Stresserfahrungen in den ersten Lebensjahren hatten, bei Einschulung hoch signifikant kleiner im Wachstum sind als nicht betroffene Kinder. Das ist ein deutlicher Hinweis auf psychobiologische Auswirkungen von frühen Stresserfahrungen. Und schließlich kann sich eben auch eine Störung der zentralen Schmerzverarbeitung entwickeln.

Das bedeutet: Früher Stress hinterlässt psychobiologische »Narben«. Es gibt also auf zwei Ebenen Langzeitfolgen durch frühe Stresserfahrungen, Narben auf der Verhaltensebene und Narben auf der psychobiologischen Ebene.

Bringen wir jetzt das dargestellte Stressmodell mit der zentralen Schmerzverarbeitung zusammen: Jeder Schmerzreiz geht zum einen zum somatosensorischen Kortex und zum anderen zu den Amygdala, das heißt zum limbischen System. Es gibt eine sensorische und eine affektive Komponente bei einem Schmerzreiz.

Im somatosensorischen Kortex liegt der so genannte Homunkulus, wo also die verschiedenen Körperareale aus der Peripherie zentral noch mal abgebildet werden. Je größer ein Areal abgebildet ist, desto differenzierter ist unsere Sensibilität: Der Kopf und das Gesicht sind überproportional groß abgebildet, andere Areale sind relativ klein abgebildet. Hier im somatosensorischen Kortex entsteht eigentlich der Schmerz und nicht in der Peripherie, wo der Patient ihn lokalisiert.

Das Neue, was in den letzten Jahren deutlich wurde und zusammenfassend in der Arbeit von Donald Price (2000) publiziert wurde, ist, dass frühe Schmerzerfahrungen eine Verbindung zwischen dem somatosensorischen Kortex und der Amygdala führt, die auch die Funktion eines Stressgedächtnisses haben. Das ist die pathogenetische Basis für die somatoforme Schmerzstörung.

Diese frühen Bahnungen können durch eine schwere Erkrankung oder eine schlechte postoperative schmerztherapeutische Versorgung, aber genauso durch schwere körperliche Misshandlung bedingt sein.

Wie wir heute wissen, handelt es sich bei diesen Bahnungen nicht um Einbahnstraßen, vielmehr gehen die Verbindungen immer in beide Richtungen. Das bedeutet umgekehrt: Wenn wir unter Stress kommen und eine solche Vorgeschichte mit einer derartigen biologischen Bahnung haben, gehen Impulse von der Amygdala in den somatosensorischen Kortex in jene Bereiche, die früher mit Schmerz und Stress verknüpft waren. Plötzlich haben wir so zum Beispiel Schmerzen im Bereich der Arme. Der Patient geht zum Arzt und ist überzeugt, dass da eine Gewebsschädigung sein muss, aber die Nervenimpulse kommen nicht aus dem Arm, sondern sie kommen aus der Amygdala. Die Amygdala triggern das Areal im somatosensorischen Kortex, das für den Arm – oder den Rücken – zuständig ist.

Was haben somatoforme Schmerzpatienten an Kindheitsbelastungsfaktoren?

In einer von uns noch nicht publizierten Untersuchung, in der wir 98 Patienten mit somatoformen Schmerzstörungen mit einer unselektierten Kontrollgruppe von 300 Patienten aus einer Allgemeinpraxis verglichen haben, konnten wir zeigen, wie häufig die einzelnen Kindheitsbelastungsfaktoren sind und wie sehr die Wahrscheinlichkeit zunimmt, infolge der einzelnen Faktoren später an einer somatoformen Schmerzstörung zu erkranken (s. Tab. 1).

Das bedeutet, dass beispielsweise emotionale Vernachlässigung durch beide Eltern die Wahrscheinlichkeit 2,6-fach erhöht, im Erwachsenenalter eine somatoforme Schmerzstörung zu entwickeln. Wenn alle aufgeführten Faktoren vorliegen, dann erhöht sich die Wahrscheinlichkeit um etwa das Zehnfache. Wir haben das auch für andere Gruppen untersucht, für Angsterkrankungen, für Depression und für Essstörungen (Anorexie und Bulimie). Man sieht, dass es im Grunde genommen die ersten zwei Faktoren sind, die bei allen die Vulnerabilität erhöhen. Es könnte sich etwas abzeichnen, vorsichtig gesagt, was möglicherweise in Richtung einer gewissen Pathoplastik geht. Es könnte also sein, dass bestimmte Stressoren tatsächlich die Vulnerabilität für die eine psychische Störung mehr erhöhen als für die andere. Das muss noch in einer zweiten Studie überprüft werden.

Zusammengefasst zu einem *pathogenetischen Modell* heißt das: Frühe Stresserfahrungen führen zu Beziehungs- und Selbstwertstörungen; diese führen auf der psychischen Ebene zu unreifen Konfliktbewältigungsstrategien und auf der biologischen Ebene zu einer Störung der Stressverarbeitung. Später kommen dann psy-

Tabelle 1: Erhöhung der Wahrscheinlichkeit für spätere psychische Störungen infolge einzelner Kindheitsbelastungsfaktoren (ACE-Studie Mainz; KG: n = 301)

	somatoforme Schmerzstörung (N = 98)	Angsterkrankung (N = 69)	Depression (N = 62)	Essstörungen (N = 39)
emotionale Vernachlässigung durch beide Eltern	2,6***	1,9**	2,1**	2,4***
chronische familiäre Konflikte	1,1**	1,6***	1,9***	1,7**
häufiger handgreifliche Auseinandersetzungen	1,6*	–	2,2***	2,7**
Mutter mit psychischer Störung/Sucht	–	–	2,1**	2,7***
schlechte ökonomische Situation vor dem 7. Lebensjahr	1,3*	–	1,4**	–
Vater mit psychischer Störung/Sucht	–	1,7*	1,8**	2,5**
schwerer sexueller Missbrauch	1,6*	–	2,7**	–
körperliche Misshandlung	1,4*	–	–	–

*** p = .001, ** p = .01, * p = .05 unter Berücksichtigung von Geschlechts- und Alterseffekten

chosoziale Belastungen, für die es keine adäquaten Konfliktbewältigungsstrategien gibt. Das ist der Auslöser für die somatoforme Schmerzstörung. Und dann kommt das Gesundheitssystem und fördert die Chronifizierung.

Es ist unglaublich, was diese Patienten alles auszuhalten haben; wenn sie privat versichert sind noch mehr. Das ist mit Daten belegbar; wir haben eine Rangliste der chronifizierenden Berufsgruppen gemacht. Das betrifft mit großem Abstand die Orthopäden. Man kann das belegen: Es wird alles gemacht, was Geld bringt, aber es wird wenig gemacht, was den Patienten hilft. Blockaden jeden Tag, jede Woche zwei- bis fünfmal, das ist nicht die Ausnahme, wenn er privat versichert ist, selbst am Wochenende zweimal Blockaden – vormittags und nachmittags – über Jahre. Was da an peripherem Input, an Schmerzinput erst geschaffen wird, und welche Auswirkungen dies im Sinne der Plastizität auf den somatosensorischen Kortex hat, indem dieser Bereich vergrößert wird, je intensiver und länger der schmerzhafte Input stattfindet, kann man gar nicht hoch genug bewerten.

Es spricht vieles dafür, dass das letztlich ein Negativprädiktor für die Wahrscheinlichkeit ist, dass Psychotherapie hilft und wirkt.

Ich verallgemeinere das Dargestellte mit der Neuromatrix-Theorie von Melzack (1999): Darin integriert ist die alte Schmerztheorie, die von Melzack und Wall (1965) als »Gate Control-Theorie« wesentlich entwickelt wurde. Das zweite System ist das Stressregulationssystem, das ich eingangs dargestellt habe. Wesentlich an dieser neuen Theorie ist, dass vor allem im Bereich von Amygdala, Hypothalamus und Hippokampus eine Verknüpfung zwischen diesen beiden Systemen besteht, also zwischen Stress- und Schmerzverarbeitungssystem.

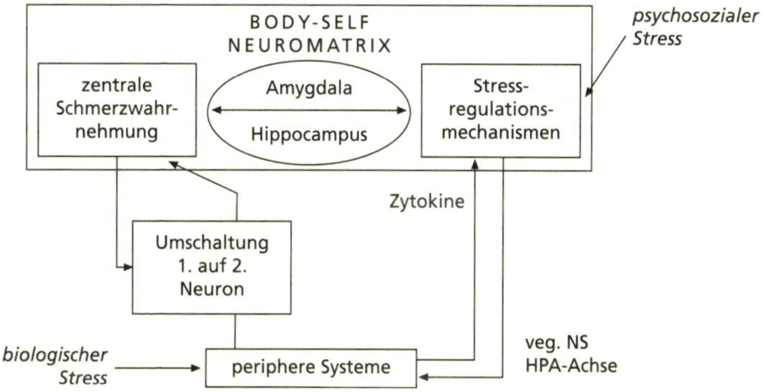

Abbildung 4: Neuromatrix-Theorie von Melzack (1999)

Melzack geht so weit, dass es völlig egal sei, ob wir einen biologischen Stressor haben oder einen psychosozialen, es seien immer beide Systeme betroffen. Deswegen sei es nicht sinnvoll, diese beiden Systeme überhaupt noch zu trennen. Das neue System nennt er *Neuromatrix*.

Dies ist ausgesprochen hilfreich, um den Patienten psychoedukativ näher zu bringen, warum eigentlich Psychotherapie, warum Reden dazu beitragen soll, dass ihre Schmerzen verschwinden. Es ist für einen Patienten schwer vorstellbar, wie soll ein Schmerz verschwinden, wenn er ein kartesianisches Schmerzprinzip im Kopf hat, implizit oder explizit.

Auf der Basis des Dargestellten haben wir versucht, auch ein pathogenetisches Modell der Fibromyalgie zu formulieren. Zunächst einmal: Fibromyalgie ist nicht gleich Fibromyalgie. Wir müssen heute davon ausgehen, dass es viele Untergruppen gibt, und die müssen besser identifiziert werden:

- Es gibt Fibromyalgie-Patienten (mehr als die Hälfte), die haben eine somatoforme Schmerzstörung und sollten auch so behandelt werden.
- Es gibt Fibromyalgie-Patienten, die haben eine Angsterkrankung oder eine Depression und die Schmerzsymptomatik ist Leitsymptom.
- Es gibt Fibromyalgie-Patienten, die gar keine Fibromyalgie haben, die haben ein myofasziales Schmerzsyndrom. Es sind nicht die »Tender Points«, die weh tun, sondern die »Trigger Points« – also die Muskelbäuche – und diese Patienten brauchen keine Psychotherapie.

Das heißt, wir müssen Subgruppen differenzieren, wenn wir bei Fibromyalgie therapeutisch wirksam sein wollen. Und wahrscheinlich sind das noch nicht alle Subgruppen. Ich denke, die Aufgabe der nächsten Jahre wird es sein, Subgruppen zu differenzieren, um darauf aufbauend spezifische Behandlungskonzepte zu entwickeln.

Wenn man sich die Raten zum schweren sexuellen Missbrauch bei der Fibromyalgie anschaut (s. Tab. 2), dann sieht man, dass die US-amerikanischen Studien hohe Prozentsätze haben. Und die beiden europäischen Studien haben relativ niedrige sexuelle Missbrauchsraten. Dazu muss man wissen, dass in der Normalbevölkerung in den Vereinigten Staaten der schwere sexuelle Missbrauch 2,5-fach höher ist als in der deutschen Bevölkerung.

Tabelle 2: Fibromyalgie und schwerer sexueller Missbrauch

	Stichprobengröße/ Kontrollgruppe		p
Boisset-Pioro et al. (1995)	83/161 (Soms)	37 %	**
Taylor et al. (1995)	40/42	33 %	**
Walker et al. (1997)	32/28 (RA)	33 %	**
Alexander et al. (1998)	75/48 (Myo)	57 %	**
Goldberg et al. (1999)	17/21(Myo)/22(fac)/31	65 %	**
Van Houdenhove et al. (2001)	95/52(MS/RA)/95	10 %	n.s.
Imbierowicz u. Egle(2003)	38/70 (SomS)/44	11 %	*

Abk.: RA = Rheumatoide Arthritis; Myo = Myofasciales Schmerzsyndrom; fac = Gesichtsschmerz; MS = Multiple Sklerose; SomS = Somatoforme Schmerzstörung

Damit will ich die Prävalenzraten in Deutschland von etwa 2,8 Prozent bei Jungen und 5,2 Prozent bei Mädchen nicht bagatellisieren, aber die US-amerikanische Gesellschaft »produziert« mehr schweren sexuellen Missbrauch und weniger körperliche Misshandlungen als wir (mit unseren vielleicht doch immer noch preußisch geprägten Erziehungsidealen). Das heißt also, dass auch die referierten europäischen Raten im Vergleich zu den deutschen Normalbevölkerungsraten um das Zwei- bis Dreifache höher sind. Und auch in den amerikanischen Fibromyalgiestudien liegen die Missbrauchsraten um das Zwei- bis Dreifache höher als in die Allgemeinpopulationsraten. Bei der körperlichen Misshandlung (s. Tab. 3) sind die Raten in US-amerikanischen Studien vergleichsweise niedriger als in Europa.

Tabelle 3: Fibromyalgie und körperliche Misshandlung

	Stichprobengröße/ Kontrollgruppe		p
Boisset-Pioro et al. (1995)	83/161 (Soms)	13 %	**
Walker et al. (1997)	32/28 (RA)	15 %	**
Alexander et al. (1998)	75/48 (Myo)	28 %	**
Van Houdenhove et al. (2001)	95/52 (MS/RA)/95	23 %	**
Imbierowicz u. Egle (2003)	38/70 (SomS)/44	31 %	**

Abk.: RA = Rheumatoide Arthritis; Myo = Myofasciales Schmerzsyndrom; fac = Gesichtsschmerz; MS = Multiple Sklerose; SomS = Somatoforme Schmerzstörung

Wir haben ein Gesetz, welches das Schlagen von Kindern verbietet. Das wissen leider immer noch viele nicht. Die Schweden haben vor über 20 Jahren ein solches Gesetz verabschiedet und haben heute die niedrigste Misshandlungsrate von Kindern in Europa. Damit dies allen, auch den Kindern, bekannt ist, haben sie es auf Milchtüten aufgedruckt – die standen auf dem Frühstückstisch jeder schwedischen Familie über Jahre. Bei uns kennen hingegen das Gesetz weiterhin nur wenige.

Die emotionale Vernachlässigung ist in US-amerikanischen Studien nicht untersucht worden. Die Studie von Leuven (Van Houdenhove et al. 2001) und unsere eigene Studie (Imbierowicz u. Egle 2003) zeigen vergleichbare Ergebnisse: Etwa die Hälfte der Fibromyalgie-Patienten waren emotionaler Vernachlässigung in der Kindheit ausgesetzt.

Bio-psycho-soziales Vulnerabilitätsmodell

Wir haben ein Modell über den aktuellen pathogenetischen Stand der Fibromyalgie formuliert (Ecker-Egle u. Egle 2002):

- Bei einem Teil der Patienten besteht eine *biologische Prädisposition* mit frühen Krankheitsneigungen, mit frühen Schmerzerfahrungen. Dabei kann schon biologisch und genetisch eine Störung der Stressverarbeitung bestehen. Vom Temperament können sie zusätzlich auch noch ängstlich und gehemmt sein.

- Es gibt eine *psychosoziale Prädisposition*, mit all den bisher referierten Faktoren. Das Ergebnis ist das Gleiche. Am Ende steht eine Störung der Stressverarbeitung auf der Basis der dargestellten psychobiologischen Narben. Diese Patienten versuchen dann, diese gestörte Stressverarbeitung durch ein ausgeprägtes Kontrollverhalten, durch Hyperaktivität, durch Perfektionismus und häufig sehr unreife Konfliktbewältigungsstrategien in den Griff zu bekommen.

Es wirken biologische (beispielsweise ein Infekt) oder psychosoziale Stressoren ein und führen dann bei diesen Patienten zu einer Überforderung, zu einer narzisstischen Krise, zum Stresserleben. Dies führt zu einer Dysfunktion von HPA- und LC-NE-Achse, die ohnehin durch die frühere Entwicklung schon gestört sind, zu Störungen der deszendierenden Hemmung, zu Schmerz, Erschöpfung und psychovegetativer Symptomatik. Und dann kommt nicht selten eine ängstlich-hypochondrische Bewertung ins Spiel. Dieses Katastrophisieren kann sich auf einen biologischen oder auch einen psychosozialen Stressor beziehen.

Man geht auf jeden Fall zum Arzt und bekommt oft keine richtige Erklärung für seine Schmerzen und seine Erschöpfbarkeit. Es kommt zu einer körperlichen Dekonditionierung, zur Schonung, zu muskulären Spannungen, zu sozialem Rückzug, zu negativen Affekten und häufig zu dem, was man »Doctor-shopping« nennt, und auch das führt dann wieder zu Stress, und zwar zu psychosozialem Stress oder – je nachdem wie die Ärzte behandeln – auch zu biologischem Stress. Am Ende entwickelt sich ein Circulus vitiosus.

Es gibt möglicherweise eine genetische Vulnerabilität. Hinzu können auch noch Geburtskomplikationen kommen, was die biologische Stressvulnerabilität erhöhen und was auf der anderen Seite vielleicht so ein introvertiertes, ängstliches Temperament determinieren kann. Emotionale Vernachlässigung und andere Kindheitsbelastungsfaktoren wie Misshandlung und chronische familiäre Disharmonie haben Auswirkungen auf die CRH-Sekretion.

Auf der anderen Seite kann im Sinne einer inadäquat feinfühligen Reaktion der Hauptbezugsperson Stress zu einer unsicheren Bindung führen.

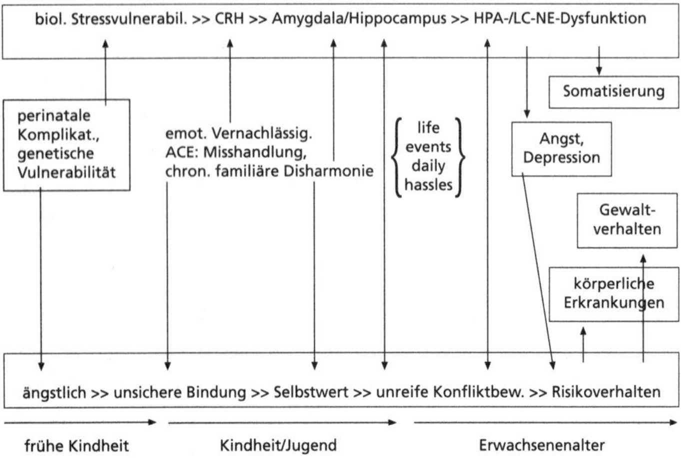

Abbildung 5: Bio-psycho-soziales Vulnerabilitätsmodell (Egle et al. 2002). Unten in der Abbildung ist die psychologische Entwicklungsdimension, in der Mitte die sozialen Einflussfaktoren und oben die biologische Entwicklungsdimension dargestellt.
ACE: Kindheitsbelastungsfaktoren (»adverse childhood experiences«)

Corticotropin Releasing Hormone führt dann zu Konsequenzen im Bereich Amygdala und Hippokampus, sprich Stressgedächtnis, und es kommt auf der anderen Seite zu Selbstwertproblemen. Das ist das, was die Kindheit und Jugend prägt. Es kommt zu Wechselwirkungen zwischen Selbstwert und den biologischen Parametern, Amygdala und Hippokampus sowie unreifen Konfliktbewältigungsstrategien. Durch das Einwirken von »life-events« und »daily hassles«, die täglichen Belastungen, wird das Ganze dann verstärkt. Am Ende besteht eine Störung im Bereich der psychobiologischen Dimension von HPA- und LC-NE-Achse.

Wir wissen, dass diese Störung eine wesentliche Grundlage für die Entwicklung von Angststörungen und depressiven Störungen sind. Um Angst und Depression dann zu kompensieren, wird Risikoverhalten eingesetzt, beispielsweise Alkohol und Drogen.

Konsequenzen für die Psychotherapie und für die Gesellschaft

»Die Psychotherapie hat eine lange Phase der Differenzierung hinter sich. ... Die Vielfalt hat einen Grad erreicht, an dem sie dysfunktional geworden ist. Sie kommt jenen, denen sie dienen soll, nicht zunutze, sondern verhindert eher, dass sie die bestmögliche Behandlung erhalten« (Grawe 1998, S. 719).

Wenn wir das bisher Dargestellte berücksichtigen, müssen wir meines Erachtens unsere psychotherapeutischen Konzepten grundlegend ändern. Die Psychotherapie der Zukunft (und auch das ist angelehnt an Grawe) ist nicht primär methoden- oder schulenorientiert, sondern arbeitet auf dem Hintergrund wissenschaftlicher Erkenntnisse der empirischen Psychologie, der Psychobiologie und der Psychotherapieforschung.

Wir haben versucht, das bisher Dargestellte für die Gruppe der somatoformen Schmerzpatienten umzusetzen, und zwar in einem manualisierten Konzept (Nickel u. Egle 1999), für das wir inzwischen auch Weiterbildungen anbieten. Die Grundlage dieses Konzepts versteht bei somatoformen Schmerzstörungen den Schmerz als Beziehungsstörung und als Ausdruck einer Selbstwertproblematik. Das Ziel ist die Therapie der Beziehungsstörungen und auch der unreifen Konfliktbewältigungsstrategien. Wenn das gelingt, dann ist bei über der Hälfte dieser Patienten Schmerzfreiheit zu erreichen, und zwar katamnestisch stabil nach einem Jahr. Aber jene Patienten werden nicht schmerzfrei, die vorher iatrogen geschädigt wurden. Diese Gruppe macht etwa 20–25 Prozent aus; dann bleiben noch 10–15 Prozent übrig, bei denen wir zwar keine Schmerzfreiheit erzielen können, jedoch eine deutliche Schmerzreduktion. Diese Psychotherapie dauert sechs Monate bei ambulanter Gruppentherapie zweimal die Woche in 40 Sitzungen.

Politische Konsequenzen

Kinder müssen sich willkommen fühlen. Was meinte die Bundesfamilienministerin unlängst mit diesem sehr wichtigen Ausspruch? Kinderfreundliche Gesetze und Gerichtsurteile, Ganztagsbetreuung, steuerliche Absetzbarkeit von Fremdbetreuung – nur von Fremdbetreuung. Was bedeutet das? Der Appell richtet sich nicht an die Eltern, sondern ausschließlich an Staat und Gesellschaft. Es stimmt, dass wir mehr Kinderfreundlichkeit brauchen, aber ob es das – einseitig – sein sollte, ist die Frage. Das heißt, wenn man es etwas überspitzt formuliert, wird hier emotionale Zuwendung von Eltern durch materielle Versprechungen ersetzt. Die Frankfurter Allgemeine Zeitung hat das in Leitartikeln heftig kritisiert.

»Der Wunsch, Familie und Arbeit vereinbaren zu können, ist verständlich und legitim, bei vielen Eltern und vor allem bei Alleinerziehenden ist dies eine finanzielle Notwendigkeit, die jede Unterstützung der Solidargemeinschaft verdient. Ebenso Unterstützung verdienen aber auch Mütter und Väter, die sich aus freien Stücken für ihre Kinder entscheiden und dafür persönliche Opfer bringen. Dagegen wird seit Jahren ungestraft verstoßen – materiell und ideell. Mit dieser neuen Gesetzgebung, die geplant ist, wird natürlich auch ideell eine Weichenstellung vorgenommen in die Richtung: Ganztagesunterbringung ist besser als Betreuung zu Hause … Das Bild der Frau, die vorübergehend auf Erwerbstätigkeit verzichtet, ist zur skandalösen Karikatur vom ›Heimchen am Herd‹ verzerrt worden. Die letzte Minderheit, über die noch politisch korrekt gelästert werden darf, das sind Frauen, die sich mit ihren eigenen Kindern abgeben. Die Gesellschaft, die von ihrer kostenlosen Arbeit profitiert, dankt mit Spott und Verachtung« (FAZ vom 6.10. und 15.10.2002).

Wenn wir sehen, was psychobiologisch eine Bindung und Sicherheit hinsichtlich Langzeitfolgen bedeutet, ist die momentane Weichenstellung extrem kontraproduktiv. Damit will ich nicht propagieren, dass die Frauen wieder zurück an den Herd sollen, aber die Politiker müssen kreativere Ideen entwickeln, damit berufliche und familiäre Selbstverwirklichung besser miteinander vereinbar sind.

Literatur

Alexander, R. W.; Bradley, L. A.; Alarcon, G. S. et al. (1998): Sexual and physical abuse in women with fibromyalgia: association with outpatient health care utilization and pain medication usage. Arthritis Care and Research 11 (2): 102–115.

Bender, D.; Lösel, F. (2000): Risiko- und Schutzfaktoren in der Genese und Bewältigung von Misshandlung und Vernachlässigung. In: Egle, U. T.; Hoffmann, S. O.; Joraschky, P. (Hg.), Sexueller Missbrauch, Misshandlung, Vernachlässigung. 2. Aufl. Stuttgart, S. 40–58.

Boisset-Pioro, M. H.; Esdaile, J. M.; Fitzcharles, M. A. (1995): Sexual and physical abuse in women with fibromyalgia syndrom. Arthritis Rheum 38: 235–241.

Bowlby, J. (1998): A Secure Base. New York.

Chrousos, G. P.; Gold, P. W. (1992): The concepts of stress and stress system disorders. J. Am. Med. Ass. 267: 1244–1252.

Ecker-Egle, M.-L.; Egle, U. T. (2002): Primäre Fibromyalgie. In: Egle, U. T. (Hg.), Handbuch Chronischer Schmerzen. Stuttgart, S. 571–582.

Egle, U. T.; Hardt, J.; Nickel, R.; Kappis, B.; Hoffmann, S. O. (2002): Long-term effects of adverse childhood experiences – actual evidence and needs for research. Z. Psychosom. Med. Psychother. 48: 411–34.

Goldberg, R. T.; Pachas, W. N.; Keiths, D. (1999): Relationship between traumatic events in childhood and chronic pain. Disability and Rehabilitation 21(1): 23–30.

Grawe, K. (1998): Psychologische Therapie. Göttingen/Bern/Toronto u. a.

Hofer, M. A. (1994): Hidden regulators in attachment, separation, and loss. Monogr. Soc. Res. Child Dev. 59: 192–207.

Hofer, M. A. (1996): On the nature and consequences of early loss. Psychosom. Med. 58: 570–581.

Imbierowicz, K.; Egle, U. T. (2003): Childhood adversities in patients with fibromyalgia and somatoform pain disorder. Eur. J. Pain 7(2): 113–119.

Meaney, M. J.; Bhatnagar, S.; Larocque, S. et al. (1993): Individual differences in the hypothalamic-pituitary-adrenal stress response and the hypothalamic CRF system. Ann. New York Acad. Sci. 697: 70–85.

Melzack, R. (1999): From the gate to the neuromatrix. Pain suppl. 6: 121–126.

Melzack, R.; Wall, P. D. (1965): Pain mechanisms: a new theory. Science 150: 971.

Nickel, R.; Egle, U. T. (1999): Therapie somatoformer Schmerzstörungen. Stuttgart.

Perry, B. D.; Pollard, R. (1998): Homeostatis, stress, trauma and adaption. A neurodevelopmental view of childhood trauma. Child Adolesc. Psychiatr. Clin. N. Am. 7: 33–51.

Price, D. D. (2000): Psychological and neural mechanisms of the affective dimension of pain. Science 288: 1769–72.

Taylor, M. L.; Trotter, D. R.; Csuka, M. E. (1995): The prevalence of sexual abuse in woman with fibromyalgia. Arthritis Rheum. 38: 229–34.

Vaillant, G. E.; Bond, M.; Vaillant, C. O. (1986): An empirically validated hierarchy of defense mechanisms. Arch. Gen. Psychiatry 43: 786–794.

Van Houdenhove, B.; Neerinckx, E.; Lysens, R. et al. (2001): Victimization in chronic fatigue syndrome and fibromyalgia in tertiary care: a controlled study on prevalence and characteristics. Psychosomatics 42(1): 21–28.

Walker, E. A.; Keegan, D.; Gardner, G.; Sullivan, M.; Bernstein, D.; Kayton, J. K. (1997): Psychosocial factors in fibromyalgia compared with rheumatoid arthritis: II. Sexual, physical, and emotional abuse and neglect. Psychosomatic Medicine 59: 572–577.

Werner, E. E.; Smith, R. S. (1982): Vulnerable but Invincible. A Longitudinal Study of Resilient Children and Youth. New York.

Peter Winterhoff-Spurk

Schmerzen im Fernsehen – zur Kultivierung von Emotionen in der Mediengesellschaft

Schmerzlos unglücklich – über Schmerzdarstellungen im Fernsehen

Die Vorbereitung dieses Textes begann für mich mit einer Überraschung: Es gibt so gut wie keine medienwissenschaftliche Literatur zum Thema. Eine sicherheitshalber bei einem renommierten Kollegen in den Vereinigten Staaten gestellte Nachfrage führte zu folgendem Ergebnis: »The issue you raise is indeed extremely interesting, but unfortunately I do not have a great deal of information. We have written on numerous occasions that ›pain, suffering, and medical help rarely follow all this mayhem‹ when discussing the representation of violence on television.«

Damit wäre schon das Ende dieses Kapitels erreicht, wenn es nicht gleichzeitig zahlreiche Befunde zum Thema gäbe, die unter anderen Stichworten in der Literatur verborgen sind. So muss der leichtsinnigerweise als »state of the art« fomulierte Titel neu und als Frage gestellt werden: Schmerzen im Fernsehen – wo und wie?

Die Antwort des amerikanischen Kollegen weist die Richtung: Inhaltsanalysen zur Frage der Gewaltdarstellungen im Fernsehen könnten hier einschlägig sein. Stellvertretend kann hier die große »National Television Violence Study« aus den Vereinigten Staaten (Center for Communication and Social Policy 1998) herangezogen werden. In dieser Studie wurde in drei Erhebungen von 1994 bis 1997 das Programm von 23 Sendern von 06.00 Uhr morgens bis 23.00 Uhr abends aufgezeichnet. Dabei zeigte sich, dass zu allen drei Untersuchungszeiträumen um die 60 Prozent aller Sendungen Gewalt enthielten (1994/95: 58 %, 1995/96: 61 %; 1996/97: 61 %).

Für die hier interessierende Fragestellung sind jedoch andere Befunde aus dieser Studie wichtiger, nämlich die Darstellung von Schmerz aufseiten der Aggressionsopfer. Und hier fand sich die nächste Überraschung: In über der Hälfte der Fälle wurden keinerlei Schmerzreaktionen bei den Opfern gezeigt. In diesem Punkt gibt es allerdings Veränderungen: Die konkreten Zahlen liegen für 1994/95 bei 58 Prozent, sie gehen für 1995/96 auf 56 Prozent und für 1997/98 auf 51 Prozent herunter (National Television Violence Study 3 1998). Wird Schmerz gezeigt, so überwiegend in der milden Form (30 %) und nur kurzfristig wirkend (55 %). Dieser Befund gilt ähnlich auch für deutsche Untersuchungen (vgl. Kunczik 1996, S. 43). Selbst bei Sendungen des so genannten Reality-TV, bei denen Unglücksfälle und Katastrophen im Mittelpunkt stehen, werden nur in rund zehn Prozent der Beiträge Verletzungen gezeigt (Winterhoff-Spurk et al. 1994). Und auch im Sport wird nicht viel Schmerz gezeigt: In einer bei uns durchgeführten Diplomarbeit (Ohlert 2001) ergab sich, dass nur vier Prozent aller Einstellungen bei der Fußballberichterstattung Fouls zeigen; »Schmerzlos unglücklich« ist dieser Abschnitt übertitelt, »sanitized violence« nennen es die Amerikaner.

Soviel zum Thema Gewalt. Ein zweiter Themenbereich, bei dem man Schmerzdarstellungen vermuten könnte, stellt die Behandlung von Krankheiten im Fernsehen dar. So findet sich in einer schon etwas älteren Analyse (Buerkel-Rothfuß u. Mayes 1981) von amerikanischen Seifenopern als häufige Themen: Drogensucht, künstliche Befruchtung, Frigidität, Impotenz, Inzest, Scheidungen, Bigamie, uneheliche Kinder. Zu diesen – gewissermaßen: moderneren – Beziehungsproblemen kommen noch sonstige Familienprobleme, Berufsprobleme und Krankheiten. Letztere entsprechen in ihrer Häufigkeit weitgehend den in der Bevölkerung vorkommenden Leiden, es sind akute Erkrankungen – meistens Herzinfarkt –, die mit (oft: neu entwickelten) Medikamenten und/oder Techniken innerhalb einer Sendung geheilt werden. Das verwundert nicht, denn in den Unterhaltungssendungen des amerikanischen Fernsehens kommt auf zwei Erkrankte ein Arzt (Brown u. Walsh-Childers 1994). Der TV-Doktor – es sind meistens Männer – lebt für seine Patienten, hat große Autorität beim restlichen medizinischen Personal, gibt vorzugsweise Mitarbeiterinnen Anweisungen und Ratschläge und hat so gut wie kein eigenes Familienleben. Er ist ehrlich, mutig, sympathisch, erfolgreich, friedlich, fair und warmherzig. Wenn doch mal jemand stirbt, so ist die Todesursache meist dramatisch, nämlich Mord, Unfall oder Infarkt (Cassata et al. 1979; vgl. dazu auch Igersky u. Schmacke 2000).

Nach deutschen Analysen von Talkshows – Affekttalks, Beziehungsshows, Konfro-Talks, Spielshows und Suchsendungen – steht das Thema Krankheit mit rund sieben Prozent aller Themen an siebter Stelle, zuoberst werden hier Familienprobleme, Liebesbeziehungen und soziale Themen abgehandelt (Bente u. Fromm 1997). Schmerz, besonders chronischer Schmerz, wird nicht dargestellt, allenfalls wird gelegentlich darüber berichtet.

In einer Untersuchung von 44 Gesundheitsmagazinen des deutschen Fernsehens aus dem Jahr 1996 (Appel 2000) finden sich Themen wie Rheuma, Diabetes, Bluthochdruck, alternative Medizin und nun endlich auch einmal chronischer Schmerz. Allerdings gibt es auch hier eine Tendenz zum Sensationellen (Live-Reportagen von einer Herzoperation) oder Außergewöhnlichen (Tourette-Syndrom).

Schließlich lohnt noch ein Blick in die Werbung. Hier findet sich der höchste Anteil an Informationen über Krankheiten. Es sind vor allem Hinweise auf Grippe- und Schmerzmittel (Signorelli 1990). Interessanterweise sind nach Ansicht eines Experten kritische TV-Berichte – beispielsweise über die Folgen von Schmerzmittelmissbrauch – ein Flop im Hinblick auf die Einschaltquote (Appel 2000, S. 104).

Nach allem ergibt sich das folgende Muster in diesem Flickenteppich von Forschungsergebnissen: Systematische Inhaltsanalysen über die Darstellung von Schmerz im Unterhaltungs- und Informationsangebot des Fernsehens sind Mangelware. Lediglich in Gesundheitsmagazinen wird gelegentlich über chronischen Schmerz berichtet. Wenn Schmerz gezeigt wird, dann ist es überwiegend zugefügter (und nicht erduldeter), leichter oder kurzfristig wirkender Schmerz. Kurzum: Chronischer Schmerz ist kein Thema für ein insgesamt unterhaltungsorientiertes Fernsehen.

Lerne leiden – zur Kultivierung von sozialen Einstellungen

So ganz verwunderlich ist das eigentlich nicht, hat doch der amerikanische Fernsehkritiker Jerry Mander die Gesetzmäßigkeiten schon 1979 so beschrieben:

»Gewalt ist fernsehgerechter als Gewaltlosigkeit. … Oberflächlichkeit ist einfacher als Tiefe. … Kurze Themen mit einem klaren Anfang und Ende lassen sich leichter übermitteln als ausgedehnte und vielschichtige Informationen. Das Ergebnis ist einfacher als der Prozeß. … Handeln ist leichter zu übertragen als Sein. Aktivität wird der Inaktivität auf jedem Fall vorgezogen. … Das Laute eignet sich besser … als das Leise. … Das Einfache ist leichter zu handhaben als das Komplexe. … Das Ausgefallene erhält im Fernsehen … mehr Aufmerksamkeit als das gewöhnliche. … Weinen (ist) besseres Fernsehen als Traurigkeit. … Der Tod ist leichter als das Leben« (Mander 1979, S. 274ff.).

Chronische Schmerzen passen nicht zu dieser Welt. David B. Morris (1994, S. 95) schreibt in seiner »Geschichte des Schmerzes«:

»Ihre Gegenwart ist gänzlich undramatisch, wie ein Krimineller mit weißem Hemdkragen oder ein Terrorist im Geschäftsanzug. Ihnen gelten keine Mammutveranstaltungen und keine Rockkonzerte. Ein schmerzender Rücken, der einen am Schlafen, Sitzen, Reisen oder Lieben hindert und niemals Ruhe gibt, ist einfach nicht publikumswirksam. Chronische Schmerzen beharren auf ihrer Durchschnittlichkeit, indem sie hartnäckig den makabren Glanz von Verstümmelung, Ansteckung und drohendem Tod verweigern.«

»Mag ja alles richtig sein, interessiert uns aber nicht«, könnten die TV-Macher mit Franz-Josef Degenhardt auf diese Vorhaltungen antworten. Ganz so einfach ist es nicht. »Als psychosoziales Phänomen ist Schmerz … etwas, das wir nicht einfach als private Individuen erfahren«, so noch einmal Morris (1994, S. 275f.), »sondern als Angehörige einer Kultur oder Subkultur. Daher erleben wir Schmerz von den Bildern um uns herum geprägt und intensiviert. … Kinder begegnen den Abbildern von Schmerz schon früh in Abzählreimen, Gutenachtgeschichten und Zeichentrickfilmen. Beim Erwachsenen setzen Zeitungen, Romane und Filme die Schmerzerziehung fort.«

Es gibt in der Medienforschung einen Ansatz, bei dem diese Effekte, die Auswirkungen der »heimlichen Lehrpläne«, der »verdeckten Botschaften« oder der »latenten Strukturen« des Fernsehangebots auf den Zuschauer, empirisch untersucht werden. Die Welt des Fernsehens, wie sie sich in den Familienserien, Kriminalfilmen, Nachrichtensendungen, Shows und Sportübertragungen zeigt, ist ja keine unveränderte Abfilmung der realen Welt, vielmehr ist sie verändert, überformt oder verzerrt. Die Alltagswelt des Zuschauers und die Welt auf dem Bildschirm weisen erhebliche Unterschiede auf (vgl. zum Folgenden Winterhoff-Spurk 2001).

Der Grundgedanke der hier zu nennenden Forschungsrichtung besteht in der Vermutung, dass Menschen, die sich dem Fernsehen intensiv und extensiv aussetzen, ihre Beurteilung der realen Welt nicht mehr aus ihrer Alltagserfahrung, sondern aus der Fernsehwelt gewinnen. Die wesentlichen Wirkungen des Fernsehens bestehen danach in der Vermittlung eben dieser »heimlichen Lehrpläne«, das Fernsehen wird als die zentrale Sozialisationsinstanz der Mediengesellschaft angesehen. Dieser Ansatz wird in der Medienwirkungsforschung unter der Bezeichnung »cultivation of beliefs« (Kultivierung von Überzeugungen) oder »Kultivierungshypothese« geführt.

Und vor allen empirischen Ergebnissen zu dieser Frage: Allein die Zeit, die Menschen bei uns vor dem TV-Gerät verbringen, ist schon ein starkes Indiz für die Richtigkeit dieser Hypothese. Nahezu dreieinhalb Stunden beträgt die durchschnittliche Sehdauer der Deutschen (West: 187 Minuten, Ost: 213 Minuten; vgl. Frey-Vor et al. 2002, S. 54). Dabei handelt es sich um Durchschnittswerte, die alle Zuschauer ab drei Jahren einbeziehen, das heißt also auch, dass es große Zuschauergruppen mit einer weitaus höheren Sehdauer gibt. Die Tendenz ist weiterhin leicht steigend, insgesamt verbrachte ein Deutscher im Jahr 2000 fast achteinhalb Stunden täglich mit Mediennutzung (502 Minuten; vgl. Media Perspektiven Basisdaten 2001, S. 68).

Die empirische Arbeit bei derartigen Kultivierungsstudien beginnt immer mit einer Inhaltsanalyse von TV-Sendungen hinsichtlich der Art und Häufigkeit des Auftretens bestimmter Personengruppen, Ereignisse oder Verhaltensweisen. Die Ergebnisse dieser Analysen werden anschließend mit Merkmalen der realen Welt verglichen. In einem dritten Schritt werden Zuschauer nun um Beurteilungen der realen Welt gebeten. Zufolge der skizzierten Grundannahme sollen Vielseher (»Heavy-viewers«) hier vor allem TV-Antworten geben (vgl. zum Folgenden Übersichten bei Winterhoff-Spurk 1999, 2004). Dabei werden punktuelle Häufigkeitsschätzungen (so genannte »first-order-beliefs«) und generalisierte Meinungen (»second-order-beliefs«) unterschieden.

Vielseher sehen nun die beschriebenen Ärzte und Krankheiten und gewinnen ein entsprechendes Bild von der Krankenhauswelt. Solche Wirkungen verdeutlicht eine Studie über den Einfluss des Fernsehens auf das Körperbild von Teenagern (hier: 214; Botta 1999). Danach erklären Medieneinflüsse unter anderem 16 Prozent der Varianz des bulimischen Verhaltens, 17 Prozent der Unzufriedenheit mit dem eigenen Körper und 33 Prozent der Einstellungen zum Schlankheitsideal. Insgesamt haben Vielseher – im Gegensatz zu Wenigsehern – größeres Vertrauen zur Medizin, zur Polizei, zum Militär, zum Erziehungssystem, der organisierten Religion, der Presse, dem Fernsehen und den Gewerkschaften. Dagegen misstrauen sie großen Firmen und der Wissenschaft. Sie überschätzen die Häufigkeit von Doktoren, Rechtsanwälten und Geschäftsleuten in der Bevölkerung ebenso wie das Auftreten bestimmter Krankheiten (etwa Infarkt und Krebs), von Scheidungen und Haftstrafen.

Nach diesen Ergebnissen ist also auch ohne entsprechende Untersuchungen sehr wahrscheinlich, dass die zuvor referierten Befunde über Schmerz und Krankheitsbilder bei Zuschauern entsprechende »first-« und »second-order-beliefs« generieren. Und zwar je mehr sie Fernsehen, um so ausgeprägter. Konkret lautet meine Vermutung: Solange der Zuschauer keine anderen, lebensweltlichen Erfahrungen hat, vermittelt ihm die TV-Welt den Eindruck, dass Schmerz im Leben nur selten vorkommt, er meistens von anderen zugefügt wird und im Allgemeinen nicht allzu lange dauert.

Kaltes Herz – der histrionische Sozialcharakter

Versteht man unter Zivilisation einmal »... die Gesamtheit der ... Kenntnisse und Fertigkeiten, die es der Gesellschaft ermöglichen, in der je spezifischen Art und Weise ihre Probleme zu lösen ...« (Fuchs et al. 1978, S. 882), so ist zu fragen, wodurch denn die zivilisatorische Großwetterlage unserer Gesellschaft gegenwärtig charakterisiert ist.

Zur Beantwortung dieser Frage hat der Soziologe Ulrich Beck (1989) die so genannte »Individualisierungshypothese« formuliert. Er meint, dass wir Augenzeugen eines Gesellschaftswandels sind, in dessen Verlauf die Menschen aus den Sozialformen der industriellen Gesellschaft – Klasse, Schicht, Familie – freigesetzt werden, ähnlich wie sie in der Reformation aus der weltlichen Herrschaft der Kirche entlassen wurden (Beck 1986, S. 115). In allen westlichen Industriestaaten hat sich nach dem Zweiten Weltkrieg, bedingt vor allem durch Wohlstandsvermehrung und Bildung, eine Lösung der Menschen aus den traditionellen Klassenbedingungen und Versorgungsbezügen der Familie ergeben. Beck (1986, S. 156) beschreibt dies so:

»Die Konsequenz ist, daß die Menschen immer nachdrücklicher in das Labyrinth der Selbstverunsicherung, Selbstbefragung und Selbstvergewisserung hineingeraten. Der (unendliche) Regreß der Fragen: ›Bin ich wirklich glücklich?‹, ›Bin ich wirklich selbsterfüllt?‹, ›Wer ist das eigentlich, der hier ich sagt und fragt?‹, führt in immer neue Antwort-Moden, die in vielfältiger Weise in Märkte für Experten, Industrien und Religionsbewegungen umgemünzt werden. In der Suche nach Selbsterfüllung reisen die Menschen nach Tourismuskatalog in alle Winkel der Erde. Sie zerbrechen die besten Ehen und gehen in rascher Folge immer neue Bindungen ein. Sie lassen sich umschulen. Sie fasten. Sie joggen. Sie wechseln von einer Therapiegruppe zur anderen. Besessen von dem Ziel der Selbstverwirklichung reißen sie sich selbst aus der Erde heraus, um nachzusehen, ob ihre Wurzeln auch wirklich gesund sind.«

Schließlich führt die Freisetzung aus den kollektiven Habituszwängen der Industriegesellschaft geradewegs in die inszenierte Individualität unserer Tage: Aus dem »Du darfst« ist ein »Du musst« geworden, das sich im individuellen »Lifestyle« massenhaft manifestiert. »Individualitätsillusion« nennt der Kultursoziologe Schulze (2001) dieses Phänomen.

Die Bemerkung ist trivial, dass solche zivilisatorischen Veränderungen natürlich auch grundlegende Persönlichkeitsmerkmale von Menschen prägen und formen. Für das Resultat der sozialen und ökonomischen Einflüsse auf das Individuum hat Fromm (1947) den Begriff des Sozialcharakters gefunden. Der *Sozialcharakter* ist ein durch gesellschaftliche Bedingungen geprägtes und allen Menschen einer bestimmten Epoche und sozialen Gruppe gemeinsames System von Gewohnheiten, Gefühlen und Idealen, aus dem sich in steter Interaktion mit individuellen Lebenslagen und Anlagen der Gesamtcharakter oder die Persönlichkeit eines Menschen entwickelt. Verändern sich die gesellschaftlichen Verhältnisse, so entsteht ein neuer Sozialcharakter, bereits vorhandene Gefühle, Gewohnheiten und Ideale müssen an die neuen Verhältnisse angepasst werden. In Zeiten eines schnellen gesellschaftlichen Wandels ist der für eine bestimmte Zeit typische Sozialcharakter nicht der einzige, ja nicht einmal notwendigerweise der häufigste Charaktertyp. Er ist vielmehr der zu der jeweiligen Gesellschaftsformation am besten passende und insofern auch für andere auf Dauer modellbildende Charakter.

Individualisierung und Medialisierung, Ich-Bezogenheit und Selbstdarstellung – diese Kombination führt zu einem bestimmten und nun offenbar häufiger werdenden Persönlichkeitstypus: Menschen, die ständig damit beschäftigt sind, ihre Macht, ihre Schönheit, ihren Status, ihr Prestige oder ihre Überlegenheit auf Kosten Anderer in Szene zu setzen, werden in der Psychologie bekanntlich als Narzissten bezeichnet und folgendermaßen charakterisiert: Sie haben wenig Einfühlungsvermögen für ihre Mitmenschen, gehen ausbeuterische Beziehungen zu diesen ein und leiden stark unter Neid. Auch zeigen sie Anzeichen von Größenfantasien, aber auch von Minderwertigkeitsgefühlen. Es fällt ihnen leicht, auf andere Eindruck zu machen; sie gieren nach Bewunderung, verachten aber zugleich alle, die sie dazu bewegen können, ihnen Bewunderung zu zollen. Und schließlich: Sie sind unersättlich im Hunger nach Gefühlserlebnissen, mit denen sich ihre innere Leere füllen ließe.

Die narzisstische Persönlichkeit als neuer Sozialcharakter? Nach

Aussagen von Wissenschaftlern, Therapeuten und Unternehmensberatern nehmen narzisstische Persönlichkeitszüge gegenwärtig deutlich zu: »Narzißtische Charakterstörungen sind die häufigste Ursache psychischen Leidens, mit der es die Therapeuten heute zu tun haben«, meint etwa Sennett (1983, S. 22; vgl. Lasch 1980, S. 64ff.; Zepf 1993). Nach dem Buch des Historikers Christopher Lasch, »The culture of narcissism«, leben wir mittlerweile in einer Gesellschaft, die narzisstische Charakterzüge fördert und ihnen zunehmend Bedeutung gibt – mit den entsprechenden Folgen: Verändertes Zeitgefühl, selbstsüchtige Konkurrenz um knappe Ressourcen, Faszination für Prominenz, intensive Angst vor Alter und Tod, nachlassende Bindungsfähigkeit und Entsolidarisierung sind nur einige Grundthemen einer sich inzwischen deutlich abzeichnenden narzisstischen Gesellschaft. Der amerikanische Politikwissenschaftler Robert Putnam (2001) hat derartige Tendenzen für die Vereinigten Staaten in einem Buch mit dem einprägsamen Titel »Bowling alone« zusammengefasst.

Aber so überzeugend dies auch erscheinen mag, es ist dennoch keine ganz zutreffende Diagnose. Inzwischen sind wir Zeitzeugen und Leidensgenossen einer weiteren und gravierenden zivilisatorischen Veränderung unserer Gegenwartsgesellschaft geworden: Gemeint ist deren Medialisierung.

Sexualität, Verdauung, Sterben? Alles längst medial zugänglich. Vergewaltigungen, Inzest, Sadomasochismus? Medial gesehen, alte Hüte. Operationen am offenen Herzen, Beichten intimster Geheimnisse, Behinderungen schlimmster Art? Kaum noch Neuigkeitswert. Es gibt gegenwärtig keinen Bereich des menschlichen Lebens mehr, der nicht medialer Verwertung ausgesetzt ist. »Das Medium der totalen Enthüllung« hat Postman (1983) das Fernsehen genannt und Sennett (1983) spricht von der »Tyrannei der Intimität«.

Und die Folgen? Zuschauer lernen aus dem Medium Fernsehen nicht nur »first-« und »second-order-beliefs«, vielmehr liefert das Medium auch Informationen über sich selbst: Die Inszenierungstechniken, die Nachrichtenwerte, das Eindringen in den Alltag – alles dies verändert die Wahrnehmungs- und Sehgewohnheiten der Menschen. Kommentierungen wie »Das ist ja wie im Fernsehen« zeigen diese Veränderung der alltagsästhetischen Referenzpunkte an. Und entsprechend werden dann auch die eigenen Lebensereignisse mit Nachrichtenwert inszeniert und dokumentiert. Inzwischen werden auch Geburten und Beerdigungen auf Video festgehalten.

Und schließlich ist durch die Medien eine eigene soziologische Kategorie entstanden, die so genannten Prominenten. Ihre modernste Variante, die »Celebrities«, sind Menschen, die sich im Extremfall durch nichts anderes auszeichnen als dadurch, dass viele ihr Gesicht und ihren Namen kennen. Wie die Medienwirkungsforschung nachweist, erregen Prominente Aufmerksamkeit, es entwickeln sich so genannte parasoziale Beziehungen zu ihnen, ihre Bewunderer wollen so sein wie sie und sie können als Meinungsführer in bestimmten Bereichen wirken. Kein Wunder also, dass vor allem Heranwachsende diesen Status anstreben, zumal ihnen seit einigen Jahren besonders die privaten Sender in ihren über 15 Daily-Talkshows den Eindruck vermitteln, dass man auch als unbedeutende Privatperson Prominenz erlangen kann, wenn man sich nur bizarr, schrill und auffällig genug inszeniert. 20.000 Bundesbürger jährlich nutzen diese Möglichkeit!

Diese Entwicklungen kennzeichnen die Gegenwartsgesellschaft und prägen damit auch den entsprechenden Sozialcharakter. Exzessive und gut inszenierte Selbstdarstellung ist allerdings nicht so sehr das Geschäft des Narzissten, hier müssen andere Persönlichkeitstypen herangezogen werden. Der Histrio, der Schauspieler, drängt sich auf. Die Bezeichnung »… betont den bei Betroffenen beobachtbaren interaktionellen Aspekt eines theatralischen und emotional aufdringlichen Verhaltens … Als Hauptmerkmale der histrionischen Persönlichkeitsstörung gelten … die Interaktionsmerkmale eines eindeutig lebhaften, in den Mittelpunkt drängenden Verhaltens mit übertriebener Neigung zur Emotionalisierung zwischenmenschlicher Beziehungen. Typische Verhaltensweisen sind die übermäßige Beschäftigung mit der äußeren Erscheinung und der Wunsch, im Mittelpunkt der Aufmerksamkeit zu stehen« (Fiedler 1997, S. 270).

Wie bei den Narzissten sind freilich auch hier Abstufungen zu machen, denn ebenso, wie jeder Mensch narzisstische Züge in sich trägt, hat er auch histrionische Eigenarten. Um in der Gesellschaft einen angemessenen Platz zu erobern, muss er (auch) an sich selbst glauben und sich gut darstellen können. Politiker, Wissenschaftler, Unternehmer, Entertainer, Moderatoren, Journalisten, Sportler, Künstler – alle müssen sie mehr denn je über die Fähigkeit zur Selbstdarstellung verfügen. Auch das Alltagsleben des Durchschnittsbürgers bleibt von diesen Tendenzen nicht unberührt: Das so genannte »identity stiling«, die Typen- und Modeberatung, das »body building« und »body shaping« sind dafür Beispiele. Mittlerweile wird unsere ganze Gesellschaft wohl zu Recht als »Inszenierungsgesellschaft« bezeichnet (Willems u. Jurga 1998).

Müssen wir daher die narzisstische Persönlichkeit als überlebt bezeichnen? Nein, das gewiss nicht. Komorbiditätsstudien zeigen, dass histrionische Persönlichkeitsstörung in etwa der Hälfte der Fälle (Fiedler 1997, S. 274) gemeinsam mit einer narzisstischen Störung auftreten. Dieser Zusammenhang weist vielmehr auf eine neue Entwicklung hin: Offenbar ist es nicht mehr allein die narzisstische und nicht allein die histrionische Persönlichkeitsstruktur, die Kombination beider Cluster bildet den aktuellen Sozialcharakter. Bei ihm treten Minderwertigkeitsgefühle und innere Leere, maßlose Selbstbezogenheit und übertriebene emotionale Theatralik zusammen auf. So entsteht der Eindruck: Der narzisstische Histrio ist der Sozialcharakter der Gegenwart.

»Hystorien« – zu medial generierten Krankheitsbildern

Gegen Ende des 19. Jahrhunderts gab es am Wiener Burgtheater eine Schauspielerin namens Charlotte Wolter, die für ihre Darstellung von Leid und Schmerz berühmt war. Seitdem ist der so genannte Wolter-Schrei ein fester Begriff in den Handbüchern der Schauspielkunst. An diesem Beispiel einer hysterischen Diva des 19. Jahrhunderts lassen sich die voranstehenden Überlegungen über den Zusammenhang von Schmerz in den Medien und dem Sozialcharakter verdeutlichen. Charlotte Wolter war als Schauspielerin eine stark histrionisch geprägte Persönlichkeit und entsprechend inszenierte sie den Schmerz: Laut und dramatisch.

In der Mediengesellschaft gibt es nicht mehr nur eine, sondern

– wie die Ergebnisse der Inhaltsanalysen gezeigt haben – viele Charlotte Wolters, die Schmerz dramatisch darstellen. Der Kultivierungsansatz erklärt, wie und dass Zuschauer solche Vorgaben auch für sich übernehmen. Medien definieren für den dominanten Sozialcharakter die sozial akzeptierten Krankheiten und stanzen die zugehörigen kognitiven und emotionalen Wertungen und Ausdrucksweisen.

Elaine Showalter (1997, S. 14) hat diesen Vorgang am Beispiel so genannter Hystorien beschrieben: »Hysterie ist in den neunziger Jahren unseres Jahrhunderts nicht nur äußerst lebendig, sie ist auch viel ansteckender als früher ... Die kulturellen Narrationen der Hysterie, die ich ›Hystorien‹ nenne, vervielfältigen sich im Zeitalter der modernen Massenmedien ... schnell und unkontrollierbar.« In Erscheinungen und Symptomen wie dem chronischen Müdigkeitssyndrom, dem Golfkriegssyndrom, wiedergewonnenen Erinnerungen inzestuösen Missbrauchs, multiplen Persönlichkeiten und Berichten über Entführungen durch Außerirdische sieht sie hysterische Epidemien.

Ein Beispiel: Satanischer Ritualmissbrauch. Auf einer Internationalen Konferenz zur so genannten Multiplen Persönlichkeit 1986 in Chicago wurde in einem Vortrag berichtet, dass viele Patienten Erinnerungen an Folter und Missbrauch in geheimen Satanssekten beschrieben. Ein Jahr später wurden schon elf Vorträge zum Satanischen Ritualmissbrauch gehalten. 1989 berichtete der Direktor des Zentrums für Dissoziationsforschung an der Universität Georgia, dass beinahe die Hälfte seiner Patienten lebhaft und ausführlich über kannibalistische Lustbarkeiten und kultischen Missbrauch berichteten. »Die Therapeuten«, schreibt Showalter (S. 232), »hielten mit den Patienten Schritt, organisierten Seminare und veröffentlichten Artikel und Bücher, um Daten auszutauschen und möglichst das ganze therapeutische Gesundheitswesen auf das Problem aufmerksam zu machen.«

Bald entdeckten die Medien das Thema. Doch anstatt die Geschichten als das zu nehmen, was sie sind – Symptome einer psychischen Erkrankung –, wurden nun die Gesetzmäßigkeiten der Massenmedien wirksam. Sensationalisierung, Emotionalisierung und Boulevardisierung ließen den Gedanken aufkommen, es könnte sich um Tatsachenberichte handeln: »Eine erstaunliche

Zahl von Frauen ... meldeten sich im ganzen Land mit ähnlichen Geschichten von satanischen Sekten und rituellem Mißbrauch zu Wort ... Ein ums andere Mal erzählten Frauen mir, wie sie bei Teufelsanbetungen gezwungen worden seien, Babys zu töten und zu essen, wie sie Kinder gesehen hätten, die zerteilt und gekocht und verbrannt wurden, wie sie unter Drogen gesetzt, mit Stöcken fürs Vieh gefoltert, mit Brandzeichen gezeichnet und mit Kruzifixen und Tierkadavern vergewaltigt worden seien. Sie berichtete mir, wie sie mit lebenden Schlangen und toten Menschen lebendig begraben, an Kreuze gebunden und tagelang kopfüber dort hängen gelassen wurden, wie sie für Kinderpornos fotografiert und von teuflischen Prostitutionsringen in Käfige gesperrt wurden, die ihre kleinen Opfer zum weiteren Mißbrauch ausliehen«, zitiert Showalter (S. 232f.) einen Aufsatz aus der Zeitschrift »Vanity Fair« aus dem Jahr 1993. Und weiter: »Von einer sensationsgierigen Fernsehberichterstattung und christlichen ›Experten‹ in Sachen Satanismus angetrieben, rollte die Hysterie von Kleinstadt zu Kleinstadt und hinterließ in ihrem Gefolge verängstigte Kinder und aufgerüttelte Eltern ... Jahrelange Gerichtsverfahren und intensive Untersuchungen konnten keinerlei Beweis für die Existenz der satanischen Sekten zutage fördern« (S. 234).

Sie resümiert (S. 13): »Heutige Hysteriepatienten ... suchen die Ursachen ihrer psychischen Probleme in äußeren Quellen, in einem Virus, sexueller Belästigung, chemischer Kriegsführung, in teuflischen Verschwörungen, außerirdischer Infiltration.« Die Autorin sieht in solchen hysterischen Epidemien ein kulturell determiniertes Stress- und Angstsymptom, für das ihrer Meinung nach die amerikanische Kultur schon immer besonders anfällig gewesen sei (S. 43).

Die »Times« vom 4. Juni 1994 sieht es kritischer: »Das mythische Untier namens Satanistischer Sexualmißbrauch kam in Amerika zur Welt, wo es alle Merkmale einer Massenpanik vereinigt, die von Fernsehen, Film und Büchern angeheizt, von der Phantasie genährt, von einem Schwall von Anschuldigungen am Leben erhalten und von der Leichtgläubigkeit der Psychotherapeuten und der Öffentlichkeit weiter bestärkt wird« (zit. n. Showalter 1997, S. 253).

Elaine Showalter hat mit ihren Überlegungen die Kultivierungsforschung sowohl um eine klinische wie um eine soziologische Perspektive erweitert. Veränderungen in der Gesellschaft führen zu spezifischen psychischen Erkrankungen. Über diese berichten die Medien in der ihnen eigenen sensationsorientierten Weise. Die Affektivität des Fernsehens ist der Affektivität histrionischer Sozialcharaktere verwandt: Lebhaft, in den Mittelpunkt drängend, mit übertriebener Affektivität. Auch deswegen wirken die Medien nachhaltig in die Gesellschaft zurück, ihre Botschaften werden besonders von den histrionischen Persönlichkeiten begierig rezipiert. So entstehen histrionische Epidemien.

Chronischer Schmerz – vom Widerstand des Individuums

Wenn es denn nur dies wäre. Leider haben solche Epidemien auch gefährliche Nebenwirkungen. So standen in den Vereinigten Staaten im Jahr 1995 ein Laienpfarrer und seine Frau vor Gericht, die Anklage lautete: Leitung eines Sexrings, in dem Kinder vergewaltigt und rituell missbraucht würden. »›An dem Fall war überhaupt nichts dran‹, sagte ein Geschworener gegenüber der *NEW YORK TIMES*. ›Warum zerren sie so einen Fall vor Gericht? Da standen diese beiden Leute, hatten jeden Gottesdienst der letzten drei oder vier Jahre besucht und noch nie von solchen Dingen gehört, wie sie die Anklage beschrieb, und die Ankläger hatten sie noch nicht einmal persönlich darauf angesprochen‹« (Showalter 1997, S. 253).

An diesem Beispiel wird deutlich, dass das Fernsehen nicht nur individuelle Einstellungs- und Verhaltensmuster generiert. Und es trägt auch nicht nur als histrionisches Medium zur Ausbreitung bestimmter Arten von Nachrichten erheblich bei. Nein, ein subtiler, aber wenig beachteter Gesichtspunkt kommt hinzu: Das Massenmedium schafft auch gesellschaftliche Konventionen. Es wirkt – ohne dies selbst wollen zu müssen – stark normativ.

Das Predigerpaar ist noch einmal ungeschoren davongekommen, aber allein, dass eine Behörde eine entsprechende Anklage erhoben hat, zeigt diese normative Kraft des Mediums. Dessen

Botschaft war: Es geschieht. Das Rechtssystem reagierte entsprechend: Also hätte es auch hier passiert sein können.

Zurück zum Schmerz. Unter dieser normativen Perspektive ist vor allem der zugefügte, dramatische und kurzfristig wirksame Schmerz gesellschaftlich legitimiert und akzeptiert. Erduldeter, chronischer, langfristig wirkender Schmerz ist weder mediengerecht noch sozial angemessen und wird allenfalls an die zuständigen Sozialinstanzen durchgereicht.

In seiner »Geschichte des Schmerzes« weist Morris (1994, S. 385f.) darauf hin, dass auch die Medizin an dieser Sicht ihren Anteil hat: »Moderner Schmerz ist sinnloser Schmerz: Ausdruck einer großartigen Theorie, die jede Erkrankung, die nicht rein ›mental‹ ist, auf die Dimension eines mechanischen Vorgangs reduziert, der ausschließlich innerhalb der Kreisläufe des menschlichen Nervensystems stattfindet.« Diese Sicht zählt Morris zu den Gründungsmythen der Moderne, hat sie doch ihre Wurzeln im cartesischen Menschenbild.

Nur – die Realität will sich diesem Menschenbild nicht so recht fügen: Bei einer Untersuchung von über 10.000 Rückenerkrankungen im Staat Washington fand sich bei 75 Prozent der Patienten keine organische Ursache (Loeser 1980). Warum das so ist, erläutert Morris (1994, S. 379) an einem konkreten Fall: Da kam ein stämmiger junger Bauarbeiter, Mitte 30, in seine Schmerzklinik. Er klagte über chronische Kopf- und Rückenschmerzen. Da er die psychosomatische Orientierung der Klinik schnell begriffen hatte, witzelte er in den Gruppensitzungen, spielte den Clown und ließ in jeder Hinsicht seine tiefe Skepsis gegenüber dieser Auffassung erkennen. Als sich das Gruppengespräch jedoch den Zusammenhängen von Schmerz und Angst zuwandte, wurde er blass und schweigsam.

Hier seine Geschichte: »Seine kleine Tochter brauchte eine teure Operation. Die einzige Möglichkeit für ihn, die Operation zu bezahlen, war eine Arbeit, bei der er mit Sprengstoff beladene Laster durch ein Netz von Tunneln fahren mußte, die so eng waren, daß eine falsche Bewegung ihn sofort töten würde. Er konnte nicht mehr schlafen. Jeder Arbeitstag war eine Qual. Die offensichtlichste Lösung wäre gewesen, den Arbeitsplatz zu wechseln. ›Ich bin Arbeiter‹, sagte er. ›Ich kann nirgends soviel Geld verdienen.‹ Also riskierte er jeden Tag sein Leben, um die Operation seiner Tochter bezahlen zu können, und die Schmerzen blieben.«

Es zeigt sich: Unter Berücksichtigung der Lebensgeschichten ist dieser chronische Schmerz eine völlig verständliche und leicht erklärbare psychosoziale Kompromissbildung. Dieser Bauarbeiter wehrt sich gegen unmenschliche Lebens- und Arbeitsbedingungen. Er tut es aber nicht politisch, sondern individuell. Gleichwohl steckt in seinem chronischen Schmerz auch ein politisches Element. Es ist ein nach innen gewendeter Akt des Widerstands gegen eine Gesellschaft, die in solche Verhältnisse zwingt. Und insofern ist dieser Schmerz an sich kein sinnloser Schmerz, die Therapie muss aber auch den Sinn für den Erkrankten verdeutlichen (vgl. dazu Sandweg et al. 2001).

Gewiss sind nicht alle Fälle chronischen Schmerzes so klar. Aber vor dem Hintergrund der Ausführungen zur normativen Kraft des Fernsehens liegen auch in den weniger dramatischen Fällen die Dinge ähnlich: Auch der durchschnittliche, unauffällige Schmerzkranke ist ein störendes Sandkorn im Getriebe unserer Zivilisation. Er ist weder effizient noch medial interessant, sondern lästig und Ressourcen raubend. Aber in eben dieser störenden Widerborstigkeit steckt der Sinn des chronischen Schmerzes an sich und für sich: Er ist ein Akt des Widerstands gegen eine sich entsolidarisierende Mediengesellschaft. Morris (S. 386) drückt dies so aus: »In mancher Hinsicht ist es eine besonders schwierige Zeit, um unter chronischen Schmerzen zu leiden. Doch Veränderungen bahnen sich an.«

Literatur

Appel, A. (2000): Patentrezepte per TV. Die Gesundheits- und Krankheitsvorstellungen in einschlägigen Informations- und Ratgebersendungen. In: Jazbinsek, D. (Hg.), Gesundheitskommunikation. Opladen, S. 96–114.

Beck, U. (1986): Risikogesellschaft. Auf dem Weg in eine andere Moderne. Frankfurt a. M.

Bente, G.; Fromm, B. (1997): Affektfernsehen. Motive, Angebotsweisen und Wirkungen. Opladen.

Botta, R. (1999): Television images and adolescent girls' body image disturbance. Journal of Communication 49(2): 22–41.
Brown, J. D.; Walsh-Childers, K. (1994): Effects of media on personal and public health. In: Bryant, J.; Zillmann, D. (Hg.), Media Effects. Advances in Theory and Research. Hillsdale, S. 389–415.
Buerkel-Rothfuss, N. L.; Mayes, S. (1981): Soap opera viewing: The cultivation effect. Journal of Communication 31: 108–115.
Cassata, M.; Skill, T.; Boadu, S. (1979): In sickness and in health. Journal of Communication 29(4): 73–80.
Center for Communication and Social Policy (Hg.) (1998): National Television Violence Study 3. Thousand Oaks.
Fiedler, P. (1997): Persönlichkeitsstörungen. 3. Aufl. Weinheim.
Frey-Vor, G.; Gerhard, H.; Mende, A. (2002): Daten der Mediennutzung in Ost- und Westdeutschland. Media Perspektiven 2: 54–69.
Fromm, E. (1947): Man for Himself: An Inquiry into the Psychology of Ethics. New York.
Fuchs, W.; Kölima, R.; Lautmann, R.; Rammstedt, O.; Wienold, H. (1978): Lexikon der Soziologie. 2. Aufl. Opladen.
Igersky, S.; Schmacke, N. (2000): Und wo bleiben die Patienten …? Eine Analyse von Arzt- und Krankenhausserien im deutschen Fernsehen. In: Jazbinsek, D. (Hg.), Gesundheitskommunikation. Opladen, S. 129–147.
Kunczik, M. (1996): Gewalt und Medien. 3. Aufl. Wien.
Lasch, C. (1980): Das Zeitalter des Narzißmus. München.
Loeser, J. D. (1980): Low back pain. Pain 58: 363–377.
Mander, J. (1979): Schafft das Fernsehen ab! Reinbek.
Media Perspektiven (2002): Basisdaten 2001. Frankfurt a. M.
Morris, D. B. (1994): Geschichte des Schmerzes. Frankfurt a. M.
National Television Violence Study 1. (1997): Thousand Oaks.
Ohlert, J. (2001): Der emotionale Kicker: Konvergente und affektive Präsentationsstile in der Fußballberichterstattung. Saarbrücken: Unveröffentlichte Diplomarbeit.
Postman, N. (1983): Das Verschwinden der Kindheit. Frankfurt a. M.
Putnam, R. (2001): Bowling Alone. The Collapse and Revival of American Community. New York.
Sandweg, R.; Bernardy, K.; Riedel, H. (2001): Prädiktoren des Behandlungserfolges in der stationären psychosomatischen Rehabilitation muskuloskelettaler Erkrankungen. Psychotherapie, Psychosomatik, Medizinische Psychologie 51: 394–402.
Schulze, G. (2001): Inszenierte Individualität – Ein modernes Theater. In: Dülmen, R. van (Hg.), Entdeckung des Ichs. Die Geschichte der Invididualisierung vom Mittelalter bis zur Gegenwart. Wien, S. 557–582.
Sennett, R. (1983): Verfall und Ende des öffentlichen Lebens. Die Tyrannei der Intimität. Frankfurt a. M.
Sharf, B. F. (1986): Send in the clowns: The image of psychiatry during the Hinckley trial. Journal of Communication 36(4): 80–93.

Showalter, E. (1997): Hystorien. Hysterische Epidemien im Zeitalter der Medien. Berlin.
Signorelli, N. (1990): Television and Health. Images and Impact. In: Atkin, C.; Wallack, L. (Hg.), Mass Communication and Public Health. Newbury Park, S. 96–113.
Willems, H.; Jurga, M. (Hg.) (1998): Inszenierungsgesellschaft. Opladen.
Winterhoff-Spurk, P. (2001): Fernsehen. Fakten zur Medienwirkung. 2. Aufl. Bern.
Winterhoff-Spurk, P. (2004): Medienpsychologie. Eine Einführung. 2. Aufl. Stuttgart.
Winterhoff-Spurk, P.; Heidinger, V.; Schwab, F. (1994): Reality-TV. Formate und Inhalte eines neuen Programmgenres. Saarbrücken.
Zepf, S. (Hg.) (1993): Die Erkundung des Irrationalen. Göttingen.

Matthias Schoof und Klaus-Peter Schirmer

Beinschmerz und Existenzkrise im Rahmen der Globalisierung – ein nicht zu vermutender Zusammenhang

20. Dezember 2001: Ich spreche erstmals mit Lothar B., unserem gemeinsamen Patienten. Sein kluger Hausarzt hat ihn geschickt, da er in der Therapie des »Beinschmerzes« bei Lothar B. nicht weiter kam.

Ein elegant gekleideter Mittfünfziger sitzt mir freundlich lächelnd gegenüber; er sei 20 Jahre selbstständiger VW-Händler gewesen, habe 1992 sein Autohaus auf Anweisung der Konzernzentrale aus- und umbauen müssen. Bis dahin seien die Geschäfte gut gelaufen. Seit 1998 sei der Druck aus Wolfsburg immer größer geworden. Auch seine Hausbank habe ihm ständig höheren Druck gemacht, verfolge die Bewegungen auf seinem Geschäftskonto genau. 1999 seien seine Beinschmerzen, wie er es nennt, erstmals massiv aufgetreten: heftige, stechende Schmerzen in der linken Hüfte, die ins linke Knie ziehen. Er selbst sieht, dass diese Schmerzen in den zwei Jahren, in denen er um seine Existenz gekämpft hat als VW-Händler, ganz eng mit seinen Problemen zusammenhängen müssen. Im Jahre 2001, im Sommer, erfolgt dann trotz aller seiner Bemühungen die Kündigung aus Wolfsburg. Mit ihm wurden weitere 500 VW-Händler in Deutschland gekündigt.

Kurzer Szenenwechsel (Süddeutsche Zeitung vom 13.11.2002, Wirtschaftsteil): »Bayer korrigiert Strategie im Pharmageschäft: Konzern muß noch stärker sparen. Bis 2005 fallen 15.000 Arbeitsplätze weg.« Eine Seite weiter: »Commerzbank muß noch mehr sparen. Weitere 2000 bis 3.000 Stellen sollen wegfallen.« ARD-Tagesschau vom 14. November 2002: »Der neue Telekom-Chef Ricke verkündet den Abbau von 50.000 Arbeitsstellen in den nächsten Jahren.« Das ist Globalisierung, alle genannten Konzerne wollen bei den Global Players dabei sein.

Aber was wird aus den Tausenden von Menschen, die dafür ihren Arbeitsplatz opfern müssen? Dazu gibt es in den Medien kaum eine Aussage. Die Aktie der Commerzbank stieg vom 13. auf den 14. November 2002 von 7,14 auf 7,61 Euro, die Bayer-Aktie von 20,73 auf 21,90 Euro.

Ein weiteres Beispiel zu nationaler Globalisierung im Gesundheitswesen: Zeit-Dossier vom 10. Oktober 2002, Titel: »Therapieren, aber dalli«. Hier wird anhand eines Mannes mit einem akuten Herzinfarkt, genannt »bayer 1307/02«, die Sanierung der Berliner Kliniken aufgezeigt, jetzt Großunternehmen Vivantes genannt. 1.200 Jobs sind in den Vivantes-Kliniken in Berlin in letzter Zeit weggefallen. Der im Klinikum Kassel erfolgreiche Sanierer W. Schäfer wird zitiert: »W. Schäfer erhebt die Sprache des Geldes nun zur Pflichtsprache im Krankenhaus.« Der Weg von »bayer 1307/02« durch das Klinikum wird in dem Dossier aufgezeigt; Zitat: »Je länger die Herzkranzgefäße verschlossen bleiben, desto stärker leidet sein Herzmuskel unter Sauerstoffmangel. Je stärker sein Herzmuskel unter Sauerstoffmangel leidet, desto schwächer wird das Herz bleiben. Je schwächer das Herz bleibt, desto größer das Risiko, dass bayer 1307/02 einen Schrittmacher, viele Medikamente, lange Kuren braucht. Reichlich teuer.«

Um abzukürzen, »bayer 1307/02« wird nach genau 5,8 Tagen entlassen. Angefallen sind 5.193 Euro Gesamtkosten, »ein erfreulicher Wert«. Mit sieben Pillen in einer kleinen Plastiktüte und mit einem kleinen Zettel als Anleitung für die zweite Hälfte seines Lebens, das vor sechs Tagen zerbrach.

Wieder zu Lothar B.: Er ließ sich im Erstgespräch schnell für eine stationäre Psychotherapie gewinnen und blieb fünf Wochen in der Klinik. Zur fachorthopädischen Abklärung habe ich den Patienten in die benachbarte orthopädische Rehabilitationsklinik überwiesen.

Im Abschlussgespräch nach der Heilmaßnahme zieht Herr B. seine Bilanz: Diese Zeit habe ihn an seine Bundeswehrzeit, seine ledige Zeit, als er alleine lebte, erinnert. Das mit dem Bein sei ihm bewusster geworden, vielleicht werde er das in den Griff bekommen. Er sei wieder mehr sich selbst geworden, selbstbewusster.

Es ist also erfreulicherweise gelungen, Herrn B. wieder mehr Lebensfreude und Selbstwertgefühl zurückzugeben, ihm psychosomatische Zusammenhänge seiner Beinschmerzen deutlich zu machen. In der anschließenden ambulanten Doppeltherapie durch den Orthopäden und mich kristallisieren sich die Faktoren, die zu dem Scheitern von B. führten, immer deutlicher heraus. Die Chronologie seines Scheiterns:

1992 kam von Wolfsburg aus sehr viel Zwang, dass B. seine Werkstatt und das Autohaus modernisieren musste. Die Werkstatt hätte zum Beispiel fünf Meter breiter werden müssen, sonst hätte er von VW keinen neuen Vertrag mehr bekommen. Die Baukosten wurden vom Bauträger um 150.000 DM überschritten (Herr B. hatte leider keine Festpreisvereinbarung getroffen). Die Hausbank von Herrn B. gab jedoch keinen weiteren Kredit. Der Bauträger klagte vor dem Amtsgericht. 1993 saß Herr B. als Angeklagter das erste Mal in seinem Leben vor dem Gericht; »da ging mir das Ganze das erste Mal unter die Haut, erstmals habe ich heftige Schmerzen bekommen, wie wenn ich ausgepeitscht worden wäre«. Damals bekam Herr B. akute Schmerzen vom linken Gesäß über das Bein in die Wade. Er fühlte Wut und gleichzeitig Hilflosigkeit, »aus dem Ganzen kommst du so schnell nicht mehr raus«. Es gelang ihm in der Folgezeit jedoch, den Betrieb gut zu führen, sodass er den Leiter der Kreissparkasse jetzt zu sich bestellen konnte. Jetzt war wieder Bereitschaft da, Kredit zu gewähren. In den nächsten Jahren saß Herr B. allerdings der Zweigstellenleiter ständig im Nacken, der sein Betriebskonto peinlichst kontrollierte, »acht Jahre lang nur Druck, Psychoterror«, »wenn der anrief, dann schoss es mir ins Bein«. 1998 hatte Herr B. Besuch von Wolfsburg; ihm wurde eine Gewinnmargenkürzung bei den Neuwagen mitgeteilt. »Ich saß am Tisch, fing erstmals an zu schwitzen, bekam Ängste, ich kann es nicht mehr verheben.« Er hatte wieder heftige Schmerzen im linken Bein.

Der nächste Einschnitt im Berufsleben, der Großhändler drückte Herrn B. bei den Provisionen, weil Volkswagen diesem ebenfalls die Provisionen bei dem Neuwagengeschäft gedrückt hatte – »ich fühlte mich wie genagelt, war ohnmächtig, konnte daher nicht auf den Tisch hauen«.

Dann kam ein neues Modell auf den Markt, der neue A4. Der hatte eine neue Vorderachse. Dazu war aber ein neues Achsvermessungsgerät vonnöten, Kostenpunkt damals 100.000 DM. »Willst du oder willst du nicht.«

Der Bezirksleiter von VW stand ständig bei Herrn B. auf der Matte: »Jetzt ist Schluss, ich muss das jetzt aufschreiben.« Dieser Apparat wird ebenfalls von VW selbst geliefert, der Konzern verdient auch daran.

Der letzte Schritt zum Händler-Ende von Herrn B.: VW entwickelt eine neue Personalcomputer-Anlage, die alle VW-Häuser übernehmen müssen. Wieder werden 60.000 DM oder monatliche Leasingkosten von 2.500 DM fällig. Auch dieses Produkt kommt vom Mutterhaus, VW verdient auch daran. Herr B. versucht, diese Investition ein Jahr lang vor sich herzuschieben. »Mir selbst bringt es keinen Pfennig mehr, aber man braucht es im Rahmen der Globalisierung.« Dann kam trotz allem die Kündigung von Wolfsburg; »da haben die Herren in München oder Wolfsburg sicher gesehen, der B. verkauft zu wenig, weg mit dem B.«.

VW weiß von seinen Autohäusern alles: Die verkauften Werkstatt-Stunden, das verkaufte Öl, wie viele Mechaniker angestellt sind, wann zu wenig Ersatzteile verkauft werden (dann ruft der Bezirksleiter aus München an).

Ich habe die Chronologie des Scheiterns von Herrn B. so ausführlich dargestellt, um zu zeigen, mit welcher Allmacht ein internationaler Konzern auf Herrn B. und seine berufliche und damit auch seine persönliche Existenz eingewirkt hat. Inzwischen hat Herr B. den Betrieb nicht mehr, sein Großhändler hat ihn übernommen. Durch die Übergabe der ganzen Immobilie wurden die Kredite bei der Bank hinreichend abgedeckt. Herr B. hat aber auch durchaus Selbstkritik geübt: »Jeder Unternehmer macht auch Fehler.«

Ein vorherrschendes Gefühl in den Jahren des Scheiterns war bei Herrn B. die Machtlosigkeit. Es gab für ihn kein Entrinnen, kein Ausweichen vor den Konzernkontrollen. In seiner Aussage »Ich war genagelt – ohnmächtig«, zeigt er diesen Konflikt. Herr B. musste seine Wutaffekte massiv kontrollieren, um »nicht auf den Tisch zu hauen«. In diesem ständigen Druck- und Spannungszustand traten die Beinschmerzen immer wieder auf.

Erster Kontakt mit dem Orthopäden, Schilderung aus seiner Sicht: Es ist nichts zu spüren von all dem Druck, der Spannung und der kontrollierten Wut. Vor mir sitzt ein freundlich zugewandter, sehr adrett gekleideter 54-jähriger, jünger erscheinender Mann. Pepita-Jacket, weißes Hemd, elegante schwarze Hose und Schuhe, eine dunkle Ledermappe unter dem Arm – als ob er etwas verkaufen wollte.

Höflich, distanziert schildert Herr B. seine Schmerzen, die schon seit Jahren bestünden. Er spüre sie am linken Oberschenkel mit Ausstrahlung ins linke Kniegelenk, oft auch an der Außenseite des linken Hüftgelenks, weniger stark im linken Unterschenkel und auf der Rückseite des linken Beins. Die Schmerzqualität wird als krampfartig beschrieben, die Intensität manchmal sieben bis acht auf einer Zehner-Skala, so stark, dass er manchmal kaum laufen könne.

Die bisherigen Behandlungsmaßnahmen in Form von Injektionen hätten sich anfangs noch lindernd ausgewirkt, die üblichen Massagen und Fangopackungen eher zu einer Verschlimmerung geführt. Auf Veranlassung des Hausarztes habe er sich in der Vergangenheit schon in einer bekannten Wirbelsäulenklinik und auch in der Schmerzambulanz einer Universitätsklinik vorgestellt, ohne dass man die Ursache für die Beschwerden hätte finden und ihm helfen können.

Trotz der richtungweisenden Bitte des zuweisenden psychotherapeutischen Facharztes: »Psychosomatische Symptomatik, organische Abklärung« kämen aufgrund der Schilderung mehrere organische Ursachen in Frage. Doch das wäre den vielen kompetenten Voruntersuchern sicher nicht entgangen.

Nachfolgend der Befund anlässlich der ersten Untersuchung: Dominierend war ein Schmerz sowohl im Bereich des hypertonen Musculus tensor fasciae latae links als auch dem gleichseitigen Musculus rectus femoris. Ganz diskret im Musculus glutaeus medius und im Musculus tibialis anterior links. Der Oberschenkelumfang zehn Zentimeter oberhalb des medialen Kniegelenkspaltes war links (das schmerzhafte Bein!) um 1,5 cm größer als rechts, ohne dass eine Schwellung sicht- oder tastbar gewesen wäre. Die neurologische Untersuchung zeigte keine Auffälligkeiten. Die Wirbelsäule war frei und schmerzlos beweglich, Gleiches gilt für die passive Bewegungsprüfung des linken Hüft- und Kniegelenks. Dennoch ließen sich im Bereich des Kniegelenks Anzeichen einer beginnenden retropatellaren Arthrose ausmachen mit Druckschmerz vorwiegend über der lateralen Patellafacette sowie ein retropatellares Reiben beim Durchbewegen. Das Gehen im Zimmer war dadurch nicht beeinträchtigt.

Die Beantwortung der Frage des Einweisenden nach organisch Fassbarem hätte lauten können:
- Beginnende retropatellare Arthrose links.
- Muskuläre Balancestörung im Becken-Bein-Bereich links.
- Therapieempfehlung: Ausbalancierung der Muskulatur im Lenden-Becken-Bein-Bereich, insbesondere der kniegelenksführenden Muskulatur im Rahmen einer Physiotherapie.

Aber was hielt mich von dieser Denkweise ab? Einmal der bisherige Verlauf mit den vielen ärztlichen Konsultationen und den vergeblichen Therapieversuchen. Warum kamen die Beschwerden oft in Ruhe, warum konnte der Patient oft überhaupt nicht gehen, andererseits aber Bergwanderungen mit langen Bergab-Strecken ohne jeden Schmerz bewältigen, was bei einer retropatellaren Arthrose nicht zu erwarten gewesen wäre?

Warum war die Streckmuskulatur des linken Kniegelenks stärker ausgebildet als rechts? Bei einer länger bestehenden Schonung des Beins, egal welcher Ursache, hätte ich eine Muskelatrophie links erwartet.

Bei dieser wechselhaften Symptomatik frage ich mich, was war die auslösende Situation, wann trat der Schmerz auf?

1997, im Sommer, erinnert sich Herr B. genau, habe er den Schmerz erstmals während eines Mallorca-Urlaubs verspürt. Da sei er auf der Flucht vor seinem 50. Geburtstag gewesen. Eigentlich wollte er allein fahren, aber seine Frau sei dann doch dabei gewesen. Sie führe immer das Regiment und kontrolliere ihn. Weggelaufen wäre er am liebsten, aber das hätte er seiner Frau nicht antun können.

Der weitere Verlauf ist bereits ausführlich geschildert worden. Für mich als Orthopäden galt es nun, zu überprüfen, ob die Schmerzen überwiegend durch körperliche Belastung provoziert werden können und dies unabhängig vom Gemütszustand des Patienten. Dies würde mehr für eine organische (pathomorphologische) Ursache sprechen. Nun war dies bei Herrn B. gerade nicht festzustellen. Es waren immer Situationen der Verzweiflung, der Ohnmacht und zurückgehaltener Wut, die den Beinschmerz hervorriefen und nicht etwa körperliche Belastungen. Herr B. selbst brachte die Metapher eines Baumes ins Spiel, an den eine Axt gesetzt wird. Der Baum, seine Standhaftigkeit symbolisierend, die er internalisiert hat. Auch wenn man die »Axt an ihn setze« (Konzerne, Banken …), könne er nicht einfach weglaufen, obwohl er manchmal den Impuls dazu verspüre. Eine Ambivalenz wird sichtbar – Kampf oder Flucht – standhaft bleiben, wie es seinem Ich-Ideal entspricht, oder vor Angst weglaufen.

Was hat das mit dem Beinschmerz zu tun? Die innere Haltung der Standhaftigkeit findet in der Regel ihr körperliches Korrelat in der Mimik und Körperhaltung. Um standhaft zu bleiben, einen festen Stand zu haben, bedarf es einer erhöhten muskulären Aktivität im Sinne der Stabilisierung (isometrische Kontraktion). Zum Beispiel am Kniegelenk durch einen erhöhten Tonus der Kniegelenk-Streckmuskulatur. Genau dies war bei Herrn B. festzustellen. Dieser Muskel war *links* stärker entwickelt als rechts. Der andauernde Hypertonus – so meine Hypothese – bewirkt nun einen erhöhten Anpressdruck der retropatellaren Gelenkflächen an das femorale Gleitlager und führt über Jahre zu einer Knorpeldestruktion. Im weiteren Verlauf kann dies in einer manifesten Arthrose enden.

Als doch ein organischer Befund? Ja, aber die Ursache ist eher im affektiven Bereich zu suchen, da keine Anhaltspunkte vorlagen, die anlagebedingt oder durch äußere Einwirkung die Entstehung der retropatellaren Arthrose links hätten erklären können. Der stärker entwickelte Musculus quadrizeps femoris links macht es auch wahrscheinlich, dass das primum movens in der hypertonen Kniegelenksstreckmuskulatur zu suchen ist.

Aber wie kann ich den hypertonen und schmerzhaften Musculus tensor fasciae latae links einordnen? Ein Muskel, der funktionell einen Bezug sowohl zum Hüft- als auch zum Kniegelenk hat. Er gehört zu den Hüftflexoren und fungiert weiter als Hüftabduktor und Außenrotator. Bei Sprintern ist er besonders ausgeprägt. So könnte also der Musculus quadrizeps femoris für die Standhaftigkeit stehen und der Musculus tensor fasciae latae für das Weglaufen. Sehr vorsichtig ausgedrückt, könnte sich der Ambivalenzkonflikt in diesem anatomischen Korrelat widerspiegeln.

»Mein Bein ist mein Stimmungsbarometer, den Schmerz spüre ich, weniger oder gar nicht die Angst, die sich dahinter verbirgt«, sagt Herr B. von sich. Man könnte daher eher von einem Affektäquivalent sprechen, denn die Angst, Ohnmacht und Wut waren weniger bewusst. Erst recht nicht die damit verbundene Körperbewegung – Stehenbleiben oder Weglaufen. Diese Bewegungen wurden nicht bewusst ausgeführt, waren aber wahrscheinlich sensomotorisch gebahnt, das heißt, die Muskeln befanden sich in einem erhöhten Innervationszustand. Ein über längere Zeit bestehender Muskelhypertonus kann zu strukturellen Umbauten im Muskel (Fassbender 1975) und klinisch zu einer Myotendinose führen. Die Auswirkungen im Fall des Musculus quadrizeps femoris auf das femoro-patellare Gelenk habe ich schon erläutert. Einen weiteren Erklärungsansatz bietet der so genannte Carpenter-Effekt, der besagt, dass allein die intensive Vorstellung einer Bewegung die Tendenz zu ihrer Ausführung hervorruft, begleitet von messbaren Parametern wie Kontraktion und vermehrter Durchblutung. Damit könnte auch die Muskelvolumenzunahme bei Herrn B. im Oberschenkelbereich links erklärt werden.

Es ist unmöglich, sich eine Bewegung intensiv vorzustellen und gleichzeitig das zu der Ausführung gehörende Körperteil völlig entspannt zu lassen, so die weitere Erklärung des Carpenter-Effekts. Dieses Phänomen wird heutzutage beim mentalen Training, besonders beim *Ideomotorischen Training* im Sport ausgenutzt, um vor allem die Koordination und Bewegungsökonomie zu verbessern (zum Beispiel beim Hochsprung, Weitsprung). Was im Praktischen schon lange ausgenutzt wird, lässt sich heute auch mittels Positronen-Emissions-Tomografie darstellen in Form der Aktivierung gleicher neuronaler Netze wie bei der ausgeführten Willkürbewegung (Roth 2001).

Mittwoch, 13. November 2002: Herr B. kommt zum Gespräch, wie immer freundlich lächelnd. Es ginge im Moment nichts vorwärts, er sei in Verhandlungen um die Anmietung einer Werkhalle, die Frau habe ihn jedoch wieder vertröstet.

Das Bein schmerze Tag und Nacht, er könne kaum die Kupplung beim Autofahren drücken und könne kaum mehr 100 Meter laufen, dabei knicke er immer wieder ein. Nur wenn er schlafe, gehe es einigermaßen. Sobald er aufwache, denke er über seine Lebenssituation nach, dann seien die Beinschmerzen sofort wieder da. Wir erweitern das Gespräch auf seine Beziehung zu seiner Frau. Er beklagt sich über die massive Kontrolle, die sie ausübe. Er relativiert jedoch sehr schnell seine Kritik. Ich ermutige ihn, klar bei seinem Gefühl zu bleiben. Es gelingt ihm dann, er spricht von Freiheitsfantasien, er könne sich vorstellen, in Frankreich oder in Italien zu leben. Herr B. hat keine Beinschmerzen mehr wie zu Beginn des Gesprächs, er kann in meinem Zimmer schmerzfrei laufen.

Wir stellen gemeinsam fest: Wenn es ihm gelingt, Gefühle eindeutig werden zu lassen und sie auszusprechen, dann wird der Beinschmerz schwächer oder verschwindet ganz.

Die Parallelbehandlung durch zwei Ärzte ist für Herrn B. bisher sehr nützlich. Zwischen beiden Ärzten besteht keine Rivalität, sondern Ergänzung. Infragestellungen der Person von Herrn B. werden in der Therapie vermieden. Er selbst kann sich nämlich sehr gut hinterfragen, seine Fehler erkennen. Ermutigung und Unterstützung haben im therapeutischen Vorgehen Vorrang. Nur so wird es Herrn B. letztlich doch gelingen, seine eigene Perspektive zu entwickeln, eine eigene, freie Autowerkstatt zu gründen. Von ihm erfahre ich, dass sich in Norddeutschland viele Händler verschiedener Automarken gegen ihre Mutterkonzerne zusammenschließen, eine Antiglobalisierungsbewegung als Zeichen der Solidarität.

Die *Übersicht* – besser: der Blick über das Vordergründige, Psychische und Orthopädische hinaus – lässt erkennen, wie eng das individuelle Geschehen an die globale wirtschaftliche Entwicklung, hier speziell der Autokonzerne, gekoppelt ist. Dies war letztendlich der exogene Auslöser, eng verschränkt mit der Persönlichkeitsstruktur und dem biografischen Hintergrund. Die wirtschaftlichen Faktoren, obwohl im Hintergrund stehend, stellen unseres Erachtens den unverrückbaren Rahmen dar, der sich unseren therapeutischen Einwirkungsmöglichkeiten entzieht.

Wir kommen demzufolge zu der *Einsicht*, dass mit dem konventionellen medizinischen Paradigma des monokausalen Zusammenhangs keine Lösung herbeigeführt werden kann. In die Diagnose muss quasi die übergeordnete wirtschaftliche Situation mit aufgenommen werden. Wir haben den Patienten zusammen über sechs Monate betreut und dabei erkannt, dass wir hoch gesteckte psychotherapeutische und orthopädische Behandlungsziele zurückschrauben müssen, dass es mehr darum geht, den Patienten professionell zu begleiten, ihm ein Gegenüber zu sein, das zuhört, auch bei Dingen, die sonst nur schwer auszusprechen sind. Für mich als Orthopäden ging es speziell darum, bei dem Klärungsprozess die Brücke zwischen dem Beinschmerz und den Konfliktfeldern herzustellen und dem Patienten dabei zu helfen, diesen Zusammenhang zu verstehen.

Wie steht es mit der *Aussicht*? Sie würde ich als vage einschätzen (Stand November 2002), da sie immer abhängig sein wird von der wirtschaftlichen Entwicklung. Ob die Kurse steigen oder fallen, in beiden Fällen sind die Arbeitsplätze immer ein Regulativ mit entsprechenden Auswirkungen für den Einzelnen.

Zum Schluss noch chronologisch der weitere Verlauf (bis Ende Januar 2003):

Herr B. mietet eine Werkhalle an, die als Werkstatt für seinen neuen Betrieb dienen soll, der Kredit ist gesichert. Im letzten Moment platzt der Vertrag wegen der Unzuverlässigkeit des Vermieters. Wieder kommt der intensive Beinschmerz, zusätzlich ein akuter Rückenschmerz zum Vorschein, Verzweiflung und immer mehr Angst machen sich breit.

Stützende Gespräche und eine chirotherapeutische Behandlung bringen

Besserung und wieder etwas Licht am Ende des Tunnels. Der Schmerz geht zurück. Herr B. sieht neue Chancen auch als Angestellter, ohne das Risiko der hohen Eigeninvestition, und bewirbt sich für zwei aussichtsreiche Stellen.

Literatur

Fassbender, H. G. (1975): Pathology of Rheumatic Diseases. Berlin u. a.
Roth, G. (2001): Fühlen, Denken, Handeln – wie das Gehirn unser Verhalten steuert. Frankfurt a. M.

Frank Schwab

Schmerz und Evolution – evolutionspsychologische Überlegungen zum chronischen Schmerz

Evolution

Drei Viertel des hinter uns liegenden Jahrhunderts verfolgte die Psychologie in erster Linie das Ziel, das menschliches Verhalten zu »entbiologisieren« (Crawford 1998, S. 3). In den letzten 30 Jahren wurde jedoch die moderne Synthese der Evolutionstheorie durch ein Vielzahl interessanter Konzepte ergänzt: Inclusive Fitness, Kin Selection, Reciprocity Theory, Evolution of Life Histories, Evolutionary Stable Strategies und so fort, welche sie deutlich besser auf die Untersuchung von Verhaltensaspekten anwendbar machte. Schließlich entwickelten Cosmides und Tooby (1987) die Idee einer Evolutionspsychologie, die sich am natürlich selegierten Design mentaler Mechanismen orientiert (evolutionäre psychische Mechanismen, EPM).

Doch treten wir zunächst einen Schritt zurück und rufen uns noch einmal skizzenhaft Darwins Ideen zur natürlichen Selektion und Adaptation ins Gedächtnis. Sie lassen sich mit folgenden Annahmen und Schussfolgerungen beschreiben (vgl. Crawford 1998):

Annahme 1: Alle Spezies sind in der Lage, mehr Nachkommen zu produzieren als nötig (Überproduktion).

Annahme 2: Die Größe der Populationen solcher Individuen ist jedoch über die Zeit relativ stabil.

Annahme 3: Die Ressourcen, welche die Individuen benötigen, sind gleichzeitig limitiert.

Schlussfolgerung 1: Es besteht eine Konkurrenz zwischen den Individuen um das Überleben (zum Zweck der Reproduktion).

Annahme 4: Individuen unterscheiden sich hinsichtlich ihrer

Eigenschaften (definiert als Adaptationen), die sie zur Reproduktion und zum Überleben befähigen.

Annahme 5: Ein Teil der Variation in diesen Eigenschaften ist heritabel.

Schlussfolgerung 2: Es gibt eine differenzielle Produktion (und ein differenzielles Überleben) von Nachkommen genetisch verschiedener Populationsmitglieder, dies wird als *natürliche Selektion* bezeichnet.

Schlussfolgerung 3: Über viele Generationen hinweg werden durch natürliche Selektion Eigenschaften evolvieren, die adaptiver sind als andere.

Darwinsche Psychopathologie

In den letzten Jahren wurden zunehmend evolutionstheoretische Überlegungen auch auf psychopathologische Fragestellungen angewandt. Dabei wurde versucht, für eine Reihe von Störungsbildern adaptionistische Erklärungen zu liefern (etwa Nesse u. Williams 1998). Murphy und Stich (2000) bieten erste Ideen an zu einer Neuklassifikation der Störungsbilder entlang evolutionspsychologischer Überlegungen. Sie zeigen, dass einige Störungen, die im DSM-IV (Saß et al. 1996) aufgelistet sind, nicht als Störungen in einem evolutionären Sinn bezeichnet werden können.

Untersucht man Psychopathologien aus einer darwinistischen Perspektive, sind zwei zentrale Annahmen der Evolutionspsychologie von besonderer Bedeutung: Evolutionspsychologen betonen einerseits die Modularität und andererseits die Adaptivität unseres Geistes.

- Modularität: Die Evolutionspsychologie nimmt eine Vielzahl verschiedener angeborener Module oder mentaler Organe als domainspezifische Mechanismen an. Entgegen einer weit verbreiteten Annahme unter Evolutionspsychologen (Tooby u. Cosmides 1990), dass bei diesen Modulen erbliche Faktoren kaum eine Rolle spielen, gehen Murphy und Stich (2000) in der Normalpopulation von einer erblichen Variation innerhalb der Module aus (vgl. Miller 2000).

– Adaptivität: Die Adaptivitätshypothese besagt, dass diese mentalen Module Adaptationen darstellen, geformt von der natürlichen Selektion während der Phylogenese der jeweiligen Spezies in ihrer je spezifischen natürlichen Umwelt.

Tooby und Cosmides (1995) beschreiben die Architektur unseres Geistes als eine Konföderation einer Vielzahl von Modulen zur Lösung adaptiver Probleme, welche in der Welt unser »Jäger und Sammler«-Vorfahren von besonderer Bedeutung waren. Jedes Modul hatte und hat dabei seine eigene Aufgabe und Organisation für spezifische Ausschnitte der Welt (vgl. »adaptive toolbox«, Gigerenzer 2001; »Schweizer Messer«, Tooby u. Cosmides 1992). Die Module lassen sich vergleichen mit einem Netzwerk aus verschiedenen Rechnern mit unterschiedlichen domainspezifischen Funktionen, wobei der Output eines Moduls der Input oder Teilinput eines anderen sein kann. Dabei mag es durchaus Module geben, welche nicht domainspezifisch arbeiten und ebenso mögen nichtproprietäre (gemeinsam genutzte) Informationsspeicher in unserer mentalen Architektur existieren.

Gelingt in Zukunft die Beschreibung so genannter evolutionärer psychischer Mechanismen (EPM) sowie die zutreffende Beschreibung ihres Funktionierens, so könnten sich daraus Kriterien für die Feststellung von Dysfunktionen ableiten lassen, die teilweise Relevanz für klinische Probleme besitzen (Buss 1999). Evolutionspsychologen definieren deshalb psychische Störungen entlang der zentralen Konzepte ihrer Perspektive wie folgt:

»Dysfunction occurs when the mechanism is not performing as it was designed to perform in the context in which it was designed to function« (Buss 1999, S. 399).

Die Evolutionspsychologie kann demnach zwei grundlegende Arten von Störungen unterscheiden. Solche, bei welchen Komponenten des Geistes eine Fehlfunktion zeigen (»mechanism performing«), und solche, bei welchen eine Fehlpassung zwischen der Welt, in der wir leben und der Umwelt besteht, für die wir von der Selektion gestaltet wurden (»context«). Es wird also unterscheiden zwischen Störungen innerhalb einer Person und Störungen, welche durch einen Unterschied der Umwelten (damals / heute) generiert werden (Murphy u. Stich 2000).

Funktionsstörungen der evolutionären psychischen Mechanismen

Störungen innerhalb einer Personen können durch die Probleme in einem so genannten »Darwinschen Modul« (Murphy u. Stich 2000) entstehen, dies mag direkt oder indirekt zu diagnostizierbaren Symptomen beitragen. Erzeugt ein darwinsches Modul einen problematischen Output, mag die Störung im Modul liegen und dessen Kalkulationen und/oder Informationsspeicher betreffen. In anderen Fällen mag das Problem außerhalb des Moduls liegen, etwa wenn das die Störung produzierende Modul bereits einen fehlerhaften Input erhält (»garbage in, garbage out«). Buss (1999) nennt dies *Koordinationsfehler:* Der evolutionäre psychische Mechanismus funktioniert nicht in der Art und Weise, wie er entwickelt wurde (auch hinsichtlich der Koordination mit anderen psychischen Mechanismen).

Eine weitere Klasse von Störungen, *Upstream-Koordinationsfehler,* entsteht durch so genannte »upstream«-Probleme im kognitiven System. Dabei produziert ein gestörtes Modul in *mehreren unterschiedlichen* anderen Modulen problematische Outputs, eine Annahme, welche die beobachtbare Komorbidität vieler Patienten erklären könnte. Dabei mag der gestörte Datenaustausch bei einigen Personen zu Folgestörungen führen, während andere Individuen zu einer Kompensation in der Lage sind, sodass das resultierende Störungsprofil von Patient zu Patient recht unterschiedlich ausfallen kann. Im Rahmen der Diagnostik kann versucht werden, Störungen eines bestimmten Moduls von solchen »upstream«-Problemen zu unterschieden.

Beispiele von Funktionsstörungen

Autismus als TOM-Modul-Defekt

Aktuelle Arbeiten (Baron-Cohen 1985, 1995) nehmen an, dass das Störungsbild des Autismus durch einen Zusammenbruch der Module oder Modulsysteme erklärbar ist, welche mit der »Theory of Mind« (TOM) betraut sind. Es gelingt den Patienten dann zumeist nicht, anderen Personen Intentionen zuzuschreiben und so deren Verhalten als angetrieben von Sehnsüchten und Überzeugungen zu verstehen. Sie zeigen sich zudem überrascht über das Wissen gesunder Personen, was das Denken und Fühlen anderer angeht.

■ Psychopathie als VIM-Modul-Defekt
Blair (1995) beschreibt Psychopathie als Defekt eines Moduls, das er Violence Inhibition Mechanism nennt. Seine Idee geht auf Konzepte der Ethologie zurück, welche einen Mechanismus zur Kampfbeendigung bei Submissionssignalen behauptet (Beißhemmung; Eibl-Eibesfeldt 1997). Nach diesem Modell sind Psychopathen nicht automatisch aggressiv, doch kommt es zu aggressiven Handlungen, können sie ihr Verhalten schwerer beenden. Es handelt sich um einen so genannten *Aktivierungsfehler* (Buss 1999): Trotz Konfrontation mit dem entsprechenden adaptiven Problem wird der passende Mechanismus nicht gestartet.

■ Dysthymie als »Cheater Detection«-Modul-Defekt
Basierend auf Trivers (1971) Überlegungen zum reziproken Altruismus entwickelten Cosmides und Tooby (1992) Ideen zu einem Betrugsdetektor-Modul. Störungen dieses Moduls führen zu Fehlwahrnehmungen in kooperativen Situationen und reziprokem Austausch. So mag die Person systematisch ihren eigenen Beitrag überschätzen oder den des Gegenübers regelhaft unterschätzen. Der Betroffene beschreibt sich selbst in sozialen Austauschsituationen als ausgebeutet und betrogen, er zeigt depressive Verstimmungen. McGuire (et al. 1994) hält dies für einen wichtigen Aspekt der Dysthymie, in seinen Studien konnte er zeigen, dass dysthyme Patienten glauben, sie helfen anderen bedeutend mehr als ihnen selbst geholfen werde, während Befragungen von Geschwistern und Freunden das Gegenteil zeigen. Scheinbar überzeichnen die Patienten ihre Hilfsbereitschaft und untertreiben jene der Anderen.

Die bisher skizzierten Störungen können als *wahre Pathologien* bezeichnet werden (Crawford 1998). Sie sind abträglich sowohl in der angestammten wie in der gegenwärtigen Umwelt, da sie das Funktionieren der operationalen Adaptation in beiden Umwelten behindern. Es lassen sich zwei Ursachengruppen für Fehlfunktionen verschiedener Module unterscheiden (Murphy u. Stich 2000):

- ein Defekt bei einem voll entwickelten, einst normal funktionierenden Modul,
- ein Defekt bei einem Modul, welches durch Probleme in der Ontogenese nie wie geplant funktioniert hatte.

Ein einst normales Modul kann gestört werden, indem Gehirnverletzungen durch Unfälle oder sonstige physikalisch Traumata einwirken, Stoffwechselstörungen oder Autoimmunerkrankungen auftreten. Auch genetische Störungen mit spätem Ausbrechen bieten eine Erklärung.

Entwicklungsbedingte Modul-Defekte

Die Evolutionspsychologie geht zudem davon aus, dass einige Module einen angemessenen Input verlangen, um sich normal zu entwickeln (Murphy u. Stich 2000).

Autismus

So nimmt Baron-Cohen (1985) an, dass bei der Störung des »Theory of Mind«-Moduls in der Ontogenese eine Dysfunktion des »shared attention«-Mechanismus vorliegt (möglicherweise verursacht durch pränatale Probleme), dieser liefert defizitäre Informationen, sodass es dem TOM-Modul an jenem Input mangelt, der seine normale Entwicklung vorantreiben würde.

Psychopathie

Blair (1995) vermutet in seiner Psychopathietheorie einen Ausfall des VIM-Moduls, welches als Folge auch die Entwicklung moralischer Emotionen und positiver Empathie verhindert.

Diachrone Module

Weitere Funktionsstörungen einer modularen Geistes werden verstehbar, wenn man synchrone und diachrone Module unterscheidet (Murphy u. Stich 2000). Bisher beschriebene Module gehören zu den synchronen Modulen, einmal während der Ontogenese in

Betrieb genommen, bleiben sie normalerweise für den Rest des Lebens intakt. Andererseits sind Module beobachtbar, die eine Feinabstimmung aufgrund von Umweltinformationen während der Entwicklung vornehmen, sodass diese Module mit großen Variationen in der Population anzutreffen sind. Diachrone Module nutzen die in der Umwelt vorhandene Information hierzu aus. Das bekannteste Modul dieser Art ist das chomskysche »language aquisition device« (LAD). Ist ein diachrones Modul während der Entwicklung gestört, wird dies zu einer Fehljustage oder einem Funktionsausfall des synchronen Moduls führen, bei dessen Einstellung es mitwirken sollte.

Phobien und »Risk Seeking« als Ergebnis diachroner Moduleffekte

In Experimenten mit Rhesusaffen konnten Mineka und Tomarken (1989) zeigen, dass Affen, die nie eine Schlange gesehen haben, auch keine Angst ihr gegenüber entwickeln. Sie tun dies jedoch nach nur einigen Beobachtungen eines andern Affen mit Furchtreaktionen auf eine Schlange. Keineswegs jedoch gelingt dieses Experiment bei der Beobachtung von Furchtreaktionen auf Blumen. Man könnte hier ein diachrones »fear aquisition device« (FAD) annehmen, welches vergleichbar beim Menschen vorliegt und an der Entstehung von Phobien beteiligt ist oder entgegengesetzt in der Entwicklung von »risk seeking behavior« eine Rolle spielt.

Chronischer Schmerz als Ergebnis eines diachronen Moduleffekts

Birbaumer und Schmidt (1996) berichten von Experimenten mit jungen Hunden, die in den ersten acht Monaten vor schädigenden Reizen bewahrt wurden. Sie waren unfähig, später angemessen auf Schmerzen zu reagieren und lernten adaptivere Reaktionen nur sehr langsam und unvollkommen. So schnupperten sie an offene Flammen und ließen sich Nadeln tief in die Haut stechen, ohne eindeutige Schmerzreaktionen zu zeigen. Vergleichbare Beobachtungen finden sich auch bei Rhesusaffen.

Kontextbedingte Störungen

Psychische Störungen mögen sich auch durch eine Differenz zwischen aktueller Umwelt und der Umwelt unserer Phylogenese erklären lassen. Die natürliche Selektion zeigt keinerlei Voraussicht, sie beschäftigt sich ausschließlich mit dem Hier und Jetzt. Zur Umgestaltung komplexer Strukturen einer Spezies benötigt sie die Entfaltung von Selektionskräften, die konstant über Generationen auf die entsprechende Genkonfiguration wirken. Die gestalterische Kraft der Selektion zeigt somit hinsichtlich unserer mentalen Architektur einen deutlichen »time lag«. Deshalb nimmt die Evolutionspsychologie an, dass unser Geist gestaltet wurde, um in unserer längst vergangenen Jäger-Sammler-Umwelt zu überleben.

Dysthymie als Maladaptation durch kulturellen Wandel

Zuvor hatten wir Aspekte der Dysthymie als »cheater detection«-Modul-Defekt beschrieben. Das gleiche Phänomen könnte jedoch auch durch kulturell unterschiedliche Wertsysteme verursacht werden, welche die Verrechnung beeinflussen (was gilt als gleichwertiges Tauschobjekt?). In einem Fall wäre der darwinsche Mechanismus gestört, im anderen hätte die Person einst ein anderes soziales Wertesystem übernommen, als jenes, in welchem sie sich aktuell bewegt (Prägung, sensible Phasen).

Rekalibrative Funktion der Depression in der modernen Zivilisation

Nesse und Williams (1998) vermuten, dass depressive Zustände unter anderem bei einem Verlust an Status auftreten oder bei einem misslungenen Versuch, Status zu erlangen. Depressive Stimmungen wären somit ein Indikator dafür, dass die gegenwärtig gezeigten Verhaltensweisen nicht zum reproduktiven Erfolg beitragen und dass das Verhalten einer ernsthaften Neubewertung bedarf (rekalibrative Funktion der Emotionen; Cosmides u. Tooby 2000). Hierzu ist ein vorübergehender Rückzug aus sozialen Situationen durchaus angemessen.

Rekalibrative Funktion des chronischen Schmerzes in der modernen Zivilisation

Auch andauernde Schmerzen erlauben einen Rückzug aus sozialen Situationen und geben so die Zeit zur Neubewertung emotionaler Lebensentscheidungen. Die eingeschränkte Handlungsfähigkeit verhindert weitere Fehlentscheidungen. Aus einer evolutionären Perspektive bietet sich diese Interpretation als Hypothese an. Die Evolutionspsychologie hat hierzu Standards ihres wissenschaftlichen Vorgehens definiert (Buss 1999).

»Social Competition«-Hypothese der Depression und Verlust sozialer Nischen

Stammesgeschichtliche Gesellschaften können als kleine soziale Ökosysteme aufgefasst werden, in denen das Individuum seine Nische sucht, in der es erfolgreich leben kann (social competition hypothesis). In den heutigen modernen Gesellschaften ist es jedoch kaum möglich, in einem bestimmten Gebiet herauszuragen, der/die Beste zu sein. Im »global village« des Informationszeitalters sehen wir uns auch einem globalen Wettstreit ausgesetzt, der zu einem überproportionalen Anspringen des Moduls für die emotionale Analyse von Niederlagen führen kann. Buss (1999) nennt dies einen Kontextfehler: Der evolutionäre psychische Mechanismus wird in Kontexten (hier medienvermittelte Umwelten) aktiviert, für die er nicht entwickelt wurde.

Bedeutung sozialer Netzwerke

Wieso – lässt sich nun fragen – sind wir dann nicht alle depressiv? Zum einen mögen die Module unterschiedlicher Personen verschiedene Schwellenwerte ihres Einsetzens besitzen, zum anderen mögen unsere sozialen Netzwerke (welche in ihrer Größe den Jäger-Sammler-Gruppen nahe kommen) Effekte dieser Art dämpfen (Dunbar 1998).

»Defection«-Hypothese der Depression

Murphy und Stich (2000) nennen neben der »social competition«-Hypothese noch eine weitere Erklärung für depressive Störungsbilder. So gehen Evolutionspsychologen davon aus, dass die Postpartum-Depression von Stimuli ausgelöst werden kann, welche eine für die Kindererziehung nachteilige Umwelt anzeigen. Dabei sind die Kennwerte des Moduls entlang der Kriterien der stammesgeschichtlichen Umwelt gestaltet und lassen eine Reduktion des mütterliche Investments in der heutigen Umwelt eventuell deutlich verfrüht einsetzen. Dieses so genannte »defection«-Hypothese der Depression mag auch auf andere Kontexte übertragbar sein. Das Modul veranlasst ein »In-Streik-Treten« gegenüber Personen, mit denen wir uns in einem kooperativen Bündnis befinden, dessen Erfolg jedoch unwahrscheinlich erscheint. In beiden Beispielen funktionieren die mentalen (emotionalen) Mechanismen, welche die Störung bedingen, entlang ihrer von der Selektion gestalteten Vorgaben, jedoch in einer Umwelt, für die ihr Design nicht entwickelt wurde. Weitere Beispiele liefern Phobien wie Platz- und Höhenangst, die durchaus adaptive Funktionen in unserer Phylogenese besessen haben.

■ Defection-Hypothese und chronischer Schmerz

Mutmaßlich lässt sich die »defection«-Hypothese auch auf chronische Schmerzpatienten anwenden. Möglicherweise verwendet dasselbe oder ein vergleichbares Modul nach einer Analyse sozialer Kooperationsbeziehungen (Ehepartner, Kinder, Beruf) die Schmerzreaktion als Antwort auf eine negative Bilanz und Prognose in bisher gepflegten scheinbar kooperativen Beziehungen. Die positive Verstärkung des Schmerzverhaltens durch Bezugspersonen mag ein Übriges zur unbewussten Konditionierung und Verwendung einer chronischen Schmerzstrategie beitragen.

Crawford (1998) nennt die beschriebenen Störungen »Pseudopathologien«. Sie haben ihre Basis in einer Adaptation, welche die Fitness in der angestammten Umwelt steigert, jedoch durch Umweltveränderungen gegenwärtig eventuell maladaptiv, unethisch oder sonst nachteilig sind. Buss (1999) bezeichnet dies als »Diskrepanzen zwischen angestammter und moderner Umwelt«: Ein evolutionärer psychischer Mechanismus mag hervorragend funktionieren, präzise entlang der entwickelten Prozesse. Jedoch kann sich die Umwelt soweit geändert haben, dass seine Ausgabe maladaptiv erscheint. Unterschiede der Welt, in der wir derzeit leben, zur »natürlichen Ökologie« oder »angepassten Umwelt« unseres Phänotyps können also nicht als Dysfunktionen eines evolutionären psychischen Mechanismus verstanden werden.

Chronischer Schmerz und Diskrepanzen zwischen angestammter und moderner Umwelt

Das medizinisch-psychosomatische Versorgungssystem, besonders die Möglichkeiten heutiger pharmakologischer Schmerzbehandlungen sind nach Birbaumer und Schmidt (1996) an der Entstehung und Aufrechterhaltung iatrogener chronischer Schmerzen beteiligt. Ganz eindeutig haben sich keine Adaptationen im Funktionieren unseres Schmerzsystems etablieren können, die moderne Psychopharmaka in ihre Funktionslogik angemessen integriert haben. So weisen Konditionierungsexperimente die schmerzsteigernde Wirkung der Medikamentengabe nach. Effekte, die bereits in der Schmerztherapie Berücksichtigung finden (Zeitpläne, Plazebogabe).

Kontextbedingte Koordinationsfehler

Auch mögen zwischen verschiedenen Adaptationen neue Konflikte in einer aktuellen Umwelt auftreten, die vorher nicht in dieser Weise implantiert waren. Dies wird vor allem unser Emotionsmanagement betreffen, da Emotionen in der Evolutionspsychologie als ordnungsstiftende Metaprogramme konzipiert werden, die kognitive Subroutinen aktivieren, kalibrieren und deren Leistungen in Einklang bringen (Cosmides u. Tooby 2000).

Chronischer Schmerz als Folge kontextbedingter Koordinationsfehler

Versteht man Emotionen als evolvierte Metaprogramme, so mögen einige Arbeitsumwelten sowie Lebensentwürfe einen Kontext für unsere emotionalen Algorithmen darstellen, der zu Koordinationsfehlern führt, die sich zumindest in Stressreaktionen niederschlagen. Stress zeigt jedoch einen deutlichen Zusammenhang zum chronischen Schmerz (so genannte Reaktionsstereotypien). Ein bestimmtes Organsystem regiert besonders intensiv auf Belastungen. Ein Teufelskreis zwischen Muskelspannungen, möglichen Entzündungen und Schmerz tut sein Übriges.

Antisoziale evolutionär stabile Strategien

Nicht außer Acht gelassen werden darf, dass es auch Verhalten geben mag, welches als pathologisch erachtet wird, das jedoch in vergangenen wie in aktuellen Umwelten durchaus adaptive Funktionen hat. Einige Menschen mögen ein antisoziales psychisches Design aufweisen. So sind einige Persönlichkeitsstörungen problematischer für das Gegenüber als für den »Patienten« selbst.

McGuire (et al. 1994) beschreibt antisoziale Persönlichkeitsstörungen als eine durchaus adaptive, deviante Verhaltensstrategie, die zu Geld, Macht und sexuellen Möglichkeiten beitragen kann. Auch Aufmerksamkeit heischende, möglicherweise sexuell provokante und verführerische Verhaltensweisen, als Aspekte der histrionischen Persönlichkeit, können als manipulative Verhaltensstrategien verstanden werden, die das soziale System – zumindest zeitweise – auszubeuten trachten. So können antisoziale Mechanismen erfolgreich genug sein, um in die nächste Generation zu gelangen. Diese Personen funktionieren, wie sie sollen (im evolutionären Sinn), sie besitzen weder ein defektes Modul noch eine andere Dysfunktion, auch hat sich in diesem Fall die Umwelt nicht ausschlaggebend verändert. Die vergangene wie die aktuelle soziale Umwelt bietet eine Vielzahl an Möglichkeiten, andere zu betrügen oder auszubeuten. Eine Population mit einer begrenzten Anzahl an Soziopathen mag zudem in einem evolutionär stabilen Zustand sein, der die jeweilige Häufigkeitsverteilung an Störungsbildern unterstützt. Zugleich ist ein Wettrüsten zwischen Betrugsmechanismen und Betrugsdetektoren auf der Gegenseite erwartbar. Fraglich ist unter einer solchen Perspektive, inwiefern eine Therapie nicht in erster Linie einen Manipulationsversuch im Interesse der sozialen Harmonie darstellt. Abweichendes Verhalten dieser Art nennt Buss (1999) »sozial unerwünschtes Verhalten auf der Grundlage eines normal arbeitenden EPM«: Hierzu gehören unerwünschte und teilweise grausame Dinge wie evolvierte Ausbeutungs-Mechanismen (etwa im Kontext der Psychopathie oder narzisstisch ausbeutender Beziehungsstrategien), Kindesmissbrauch und Kindstötung (Kinder mit einem Stiefelternteil erfahren eine immens höhere Misshandlungs- und Tötungswahrscheinlichkeit; Buss 1999, vgl. Daly u. Wilson 1988; Blaffer-Hrdy 2000).

Des Weiteren scheint es eine Menge maladaptiver, subjektiv unangenehmer und kostspieliger Verhaltensweisen und Erlebensformen zu geben, die sich ebenfalls nicht als EPM-Fehler oder Dysfunktionen beschreiben lassen (Buss 1999).

Mehrfach wurde nun Bezug genommen auf unsere moderne Zivilisation als möglicher Aspekt einer darwinistischen Psychopathologie. Versteht man Schmerzen als ein Phänomen zwischen Natur und Kultur (Shorter 1999), so muss man fragen, wie die evolutionspsychologische Perspektive die Beziehungen zwischen Kultur und Natur des Menschen konzeptionell fasst.

Kultur und Zivilisation

Sozialwissenschaftler gehen zumeist davon aus, dass Lernfähigkeit und Kulturfähigkeit dazu beigetragen haben, dass der Mensch heute in sozialen Gefügen lebt, welche die Berücksichtigung der evolutionären Neigungen der Spezies Mensch überflüssig macht (die Evolutionspsychologie kritisiert diese Sichtweise als »standard social science model«, SSSM). Für evolutionär argumentierende Wissenschaftler ist ein solche Annahme inakzeptabel. Sowohl unsere Lernfähigkeit als auch unsere Kulturfähigkeit sind, vermittelt durch Evolvierte Psychische Mechanismen, ein Ergebnis natürlicher und sexueller Selektion.

Die Beziehungen zwischen Biologie und Kultur lassen sich entlang von sieben Modellen unterschieden (Janicki u. Krebs 1998; vgl. Blackmore 2000). Die ersten drei Modelle unterscheiden sich hinsichtlich ihrer Sicht der Kultur:
- Kulturelle Evolution als analog zur, aber unabhängig von der biologischen Evolution.
- Kultur als Produkt inklusiver Fitness-Maximierer.
- Kultur als das Produkt evolvierter »Minds«.

Weitere Modelle beschreiben verschiedene koevolutionäre Ansätze und interdependente Prozesse zwischen biologischer und kultureller Evolution.

Kulturelle Evolution als unabhängiger, aber analoger Prozess

Evolvierende Meme als Replikatoren

Dawkins (1976; vgl. Blackmore 2000) nimmt an, dass biologische und kulturelle Prozesse unabhängige Systeme von Vererbung darstellen. Die Systeme beschreibt er als gleichartig und glaubt, dass die biologische Evolution ein gutes Modell kulturellen Wandels darstellt. In seinem Buch »Das egoistische Gen« prägte er den Begriff »Mem«, den auch Dennett (1997) verwendet. Meme und Gene beschreibt er als Replikatoren, bei deren Kopierprozess Fehler auftreten können. Beide replizieren sich differenziell und unterliegen deshalb einem Selektionsprozess. Meme wie auch Gene stehen in einem Wettstreit mit ihren Allelen (alternativen Ausprägungen eines Merkmals). Unterschiede bestehen hinsichtlich der Trägersysteme für die Transmission und Speicherung sowie den jeweiligen Vehikeln oder Überlebensmaschinen. Meme als kulturelle Replikatoren können in einer Vielzahl verschiedenster Trägersysteme transportiert und gespeichert werden (Computerdisks, Papier, Fernsehprogramme, Klassifikationssysteme psychischer Störungen). Sie konkurrieren nicht um Nachkommen, sondern um ein begrenztes Platzangebot, etwa im menschlichen Geist oder in verschiedenen Medien. Meme können ganz unterschiedlich übertragen werden, durch Massenmedien, das Internet, das geschriebene oder gesprochene Wort. Die kulturelle oder memetische Übertragung ist – im Vergleich zur biologischen – äußerst rasant.

Egoistische Meme

Dawkins (1976) glaubt nicht, dass der Beitrag eines Mems zur biologischen Fitness (seines Wirts) die Chancen einer Replikation des Mems notwendig erhöht, dies bedeutet eine Entkopplung biologischer und kultureller Evolution. Kulturelle Inhalte und Meme entwickeln sich in diesem Modell lediglich, weil sie für sich selbst von Vorteil sind.

Kooperation und Konflikt zwischen Mem und Gen

Dennett (1990) betont demgegenüber, dass viele Meme einen Überlebensvorteil für ihren Wirt haben, da sie meist in der aktuellen Gesellschaft des Individuums einen Wert darstellen; obgleich sich auch antisoziale Meme durchsetzen können. Der Autor entwickelt zudem einige Überlegungen, wie memetische Gestaltungsmerkmale aussehen könnten, die den Erfolg des Mems unterstützen (vgl. Blackmore 2000).

Wendet man diese Überlegungen auf das Thema Schmerz und Zivilisation an, so kann man sich fragen, inwiefern sich Alltags- und Behandlungsideen des Schmerzes nicht als Meme oder Memplexe beschreiben lassen. Medizinische oder psychologische Vorstellungen könnten darauf untersuchen werden, inwieweit sie in einer Weise gestaltet sind, die ihre Reproduktion in einer Zivilisation – etwa unserer heutigen Informationsgesellschaft – besonders unterstützt oder hemmt. Interessant ist auch die Frage, ob bestimmte Memplexe mit genetischen Fitnessvorteilen eine supportive Beziehung eingehen, sodass bestimmte Vorstellungen und Ideencluster (Behandlungsideen, Ätiologiekonzepte) auf Patienten- oder Behandlerseite auf unterschiedlich offene Ohren stoßen, weil sie mit langfristigen reproduktiven Vorteilen verbunden sind (Prestigeerwerb, Manipulation der sozialen Gruppe).

Kultur als Produkt inklusiver Fitness-Maximierer

Das koevolutionäre epigenetische Modell (Lumsden u. Wilson 1981) betont epigenetische Regeln innerhalb einer Kulturtheorie als evolvierte Constrains der Entwicklung, welche zwischen sozialem System und Entwicklungsbedürfnissen des Individuums vermitteln. Diese Regeln organisieren Wissen, Einstellungen und Glaubenssysteme zu einem evolutionär wettstreitenden Phänotyp. Die so entstehende Kultur wird nun ihrerseits zu einem Teil der selegierenden Umwelt und wirkt auf die Genfrequenzen in der in ihr lebenden Population und so auch auf die durch die Genfrequenzen generierten epigenetischen Regeln.

Evolvierter Geist als Kultur-Erzeuger und -Reagierender

Enviromentalistische Perspektive

Evolutionspsychologen beschreiben angeborene Mechanismen in Termini von Entscheidungsregeln oder Algorithmen als domainspezifische psychische Mechanismen. Meist wird davon ausgegangen, dass diese Mechanismen eine eher geringe oder keine genetische Variabilität aufweisen und somit eine universelle menschliche Natur konstituieren (im Gegensatz dazu Miller 2001; 2000). Diese Mechanismen sind sensibel gegenüber entwicklungsbedingten wie aktuellen Umwelteinflüssen. Es folgt daraus, dass die Evolutionspsychologie durchaus als eine enviromentalistische Disziplin verstanden werden kann. Individuelle Unterschiede im Verhalten werden als Produkt verschiedener Umweltinputs in evolvierte Mechanismen verstanden. Dies steht im Widerspruch zu dem Ansatz von Murphy und Stich (2000) einer darwinschen Psychopathologie, der ja von genetischer Variation der mentalen Module ausgeht.

Entgegen dem »standard social science model« sind Individuen nicht die passiven Rezipienten ihrer Kultur (Tooby u. Cosmides 1992). Kulturelle Informationen (Verhalten, Symbole, Kognitionen) werden von evolvierten mentalen Programmen unseres Geistes generiert. Zugleich antworten diese Mechanismen auch auf die von ihnen produzierte kulturelle Umwelt.

Tooby und Cosmides (1992) unterscheiden drei Komponenten der Kultur:

- Die Metakultur beschreibt die durch unsere universale menschliche Natur erzeugten Interaktionseffekte in Populationen. Sie macht einen Austausch zwischen Individuen verschiedener Kulturen möglich, sie garantiert aber auch die Übermittlung kultureller Merkmale innerhalb einer Kultur. Das Wirken einer so genannten Metakultur wird durch eine Vielzahl beobachtbarer kultureller Universalitäten untermauert.
- Die hervorgerufene Kultur ist die Antwort auf verschiedene Umweltbedingungen. Die evolutionären psychischen Mechanismen arbeiten in verschiedenen Umwelten und führen deshalb zu je unterschiedlichem Verhalten. Sie erzeugen aus die-

sem Grund innerhalb einer kulturellen Gruppe Gleichheit und zwischen Gruppen Unterschiede.

- Adoptierte Kultur: Dies betont, dass Individuen Kultur in erster Linie aufnehmen und sie nur selten auch in gleichem Umfang weitertragen. Ein wichtiger mentaler Mechanismus ist das soziale Lernen, welches sich wohl evolviert hatte, da es in den meisten Umständen deutlich kosteneffektiver und auch ungefährlicher ist, als durch individuelle Erfahrungen den gesamten Umfang einer jeweiligen Kultur zu lernen. Die Autoren sprechen auch von einer epidemiologischen Kultur, da sich kulturelle Übermittlung angemessen in epidemiologischen Termini beschreiben lässt.

Berücksichtigt man die Interaktionen zwischen hervorgerufenen und adoptierten Aspekten der Kultur, versteht man, wie kulturelle Merkmale sich über die Zeit durch Veränderungen der Umweltbedingungen ändern, anstatt auf ewig von Generation zu Generation identisch kopiert zu werden. Auch lassen sich Ähnlichkeiten zwischen Kulturen aufgrund von vergleichbaren Umweltmerkmalen auf diese Weise verstehen. Tooby und Cosmides (1992) betonen, dass psychologische Prozesse alleine nicht in der Lage sind, eine Kulturtheorie zu gestalten. Hierzu müssen ergänzend Gruppenprozesse kultureller Übermittlung Beachtung finden.

Interessant im Zusammenspiel zwischen Kultur und Schmerz sind Überlegungen zur Rolle der hervorgerufenen und adoptierten Kultur. Änderungen von Umweltbedingungen sollten bei unseren evolutionär psychischen Mechanismen zu unterschiedlichem Funktionieren beitragen. Veränderte Arbeitsumwelten (und sonstige soziale Umwelten) könnten emotionale psychische Mechanismen in einer Weise belasten, die (psycho-)pathologische Reaktionsweisen unterstützen. Durch soziales Lernen können sich außerdem Lebenspläne und Handlungsweisen etablieren, die in der jeweiligen Zivilisation erstrebenswert erscheinen, jedoch mit unserer mentalen (emotionalen) Architektur konfligieren.

Duale Vererbungstheorie

Boyd und Richerson (1985) haben an der Populationsgenetik orientierte mathematische Modelle entwickelt, welche zeigen, wie nicht soziobiologische Kräfte einen relevanten Einfluss auf Glaubenssysteme, Werte und Verhalten einer Kultur haben können und so zu adaptiven und maladaptiven Varianten führen können.

Vertikale, schiefe und horizontale Transmission

Genetische Information wird stets von den Eltern zu den Kindern übertragen, dies ist jedoch nur ein Transmissionsweg kultureller Information. Den kulturellen Einfluss der Eltern bezeichnen sie als vertikale Transmission. Den Einfluss von Mitgliedern der Vorgängergeneration (etwa Lehrern) als schiefe Transmission und den Einfluss aus der eigenen Generation (etwa Peers) als horizontale Transmission. Viele Studien untersuchen den Einfluss der Eltern als sozialisierende Instanz und vernachlässigen genetische Einflüsse, sodass meist nicht zu trennen ist, inwiefern die Ausbildung einer Eigenschaft oder auch Pathologie erzieherischen oder genetischen Ursprungs ist. Rowe (1997) zeigt beeindruckend die Grenzen erzieherischen Einwirkens auf. Asendorpf (2002) vergleicht die Persönlichkeitsentwicklung mit einer Lawine, die nur bei schweren, frühen Traumatisierungen entscheidend die Richtung ändert.

Kulturelle Wahlen und Entscheidungen

Individuen evaluieren bewusst oder unbewusst verschiedene kulturelle Werte, Einstellungen und Überzeugungen und wählen jene, die nach ihrem Empfinden ihre evolvierten Ziele am besten befriedigen. Diese genetisch vererbten Prädispositionen unterscheiden die Autoren von nicht-soziobiologischen Effekten, die ebenfalls einen Einfluss haben können. Die Antriebskräfte kultureller Evolution umfassen unter anderem so genannte »Biased Transmissions«, diese treten bei sozialem Lernen auf und betonen unterschiedliche Neigungen, sich etwas anzueignen. Boyd und Richerson (1985) unterscheiden drei Bias-Typen, die beeinflussen, welche Inhalte und Verhaltensweisen Menschen kopieren und was somit kulturell übermittelt wird.

- Der direkte Bias fördert Wahlen, welche mit den eigenen Bedürfnissen einhergehen. Die dahinter stehenden Kriterien können genetisch oder kulturell vererbt sein oder unabhängig hiervon erlernt werden. Meist sollten in diesem Prozess adaptive kulturelle Varianten gewählt werden, jedoch können sowohl gesteuerte Variation als auch direkte Bias maladaptive Verhaltensweisen produzieren.
- Häufigkeitsabhängige Bias verleiten Menschen dazu, kulturelle Varianten zu wählen, welche häufig in der jeweiligen Population vertreten sind. Die Entwicklung von Moden, aber auch Modeerkrankungen können durch diesen Effekt Unterstützung erfahren. Inwiefern man Sonnenbrille A oder B wählt, erfolgt bei diffusen, schwer kalkulierbaren Entscheidungsaspekten entlang eines häufigkeitsabhängigen Bias. Dies mag auch für diffuse undurchsichtige Symptomcluster gelten, die einem Krankheitsbild dann entlang dieses Bias zugeordnet werden können.
- Indirekte Bias berücksichtigen die Nutzung der gewählten kulturellen Variation durch andere Personen mit bestimmten Eigenschaften. So werden häufig Verhaltensweisen bevorzugt, die von verehrten und respektierten Personen oder Menschen mit hohem Status und Prestige gezeigt werden. Die Familiengeschichte und Personen des sozialen Umfelds, aber auch Medienberichterstattung, Klatschpresse sowie fiktionale Geschichten in Büchern und Filmen können hier ihre Wirkung auf die kulturelle Einbindung des Schmerzes entfalten.

Hängt eine bestehende Kultur stark von sozialen Lernprozessen ab, ist die Wahrscheinlichkeit der Übernahme maladaptiver Varianten erhöht. Sind jedoch Evaluationen entlang des Fitnessnutzens zu kostspielig oder schwierig, tendieren Menschen dazu, indirekte oder häufigkeitsabhängige Bias zu zeigen. Schiefe und horizontale Transmissionen kultureller Verhaltensweisen sind zudem häufiger, wenn elterliche Einflüsse schwinden, was ebenfalls die Übernahme maladaptiver kultureller Varianten fördern kann.

Beobachtbares Verhalten mag genetisch optimal, kulturell optimal, beides oder keines von beidem sein.

Barkows koevolutionäres Modell

Mentale Strukturen als Erklärungsebene

Der Kern von Barkows (1989) Ansatz liegt in seinem Modell intervenierender psychologischer Prozesse. Er attackiert »Gen-für«-Erklärungen von Verhalten und schlägt vor, sich für Erklärungen auf mentale Strukturen zu beziehen, welche die Beziehungen zwischen Genen und Kultur vermitteln. Hierzu entwickelt er seine Idee eines intra-individuellen Systems, welches auf fünf interagierenden Informationsprozesskomponenten besteht:

- Grundlegende Ziele sind: Reproduktion, Nahrung, Prestige und das Anlegen kognitiver Landkarten des sozialen und physikalischen Universums. Zur Erreichung der Ziele werden Unterziele generiert, wie Nahrungssuche oder die Suche nach Sexualpartnern.
- Pläne bestehen aus Verhalten, welches der Erreichung von Zielen dient. Sowohl Pläne als auch Ziele sind hierarchisch organisiert.
- Kodes sind kognitive Strukturen, welche Informationen organisieren und Kommunikation ermöglichen. Beispiele grundlegender Kodes sind solche, die die Wahrnehmung strukturieren (etwa: Farbensehen), die Tiefenstruktur der Sprache und die Tiefenstruktur der Mythen (vgl. Bischof 1996). Wie Ziele und Pläne besitzen Kodes Subkodes.
- Kognitive Landkarten konstituieren interne Repräsentationen externer Realität. Wie Simulationsmodelle dienen sie der Generierung von Vorhersagen. Die kognitiven Landkarten umfassen Werte, Objektrepräsentanzen wie das Selbst, Andere oder auch Tiere sowie Konzepte davon, wie physikalische, soziale oder religiöse Systeme funktionieren. Informationen in den grundlegenden kognitiven Landkarten umfassen vor allem eine große Menge sozialer Informationen, sie wurden in unseren angestammten Umwelten zur Fitnesssteigerung selegiert.
- Schließlich gehört zum intraindividuellen System eine Repräsentation des Selbst, die einen zentralen Bezugspunkt der kognitiven Landkarten darstellt.

■ Mit absteigender Hierarchie steigt die kulturelle Formbarkeit

In Barkows Modell sind grundlegende Ziele, Pläne und Kodes kulturell universell. Je weiter man jedoch in der Hierarchie Richtung Unterzielen, Unterplänen und Unterkodes geht, desto stärker werden diese interkulturell und umweltabhängig variabel. Biologische Faktoren bestimmen somit die Grundlagen, während Unterziele, -pläne und -kodes stärker kulturell geformt werden.

Versteht man psychotherapeutisches (Be-)Handeln als kulturelle Transmission, als kulturelles Umlernen, so besteht ein Teil der Schmerztherapie sicher in der Analyse und eventuellen Veränderung von Unterzielen, Unterplänen und teilweise auch Unterkodes, während – nach diesem Ansatz – bei grundlegenden Zielen, Pläne und Kodes kaum therapeutische Veränderungen erhofft werden können.

■ Geringere Formbarkeit der Subkodes

Es kann angenommen werden, dass die natürliche Selektion die Replikation von Subkodes mit hoher Kopiergenauigkeit unterstützt, da ein steter Wandel der Realitätskommunikation und -organisation wenig adaptive Vorteile bringen sollte. Die Psychoanalyse hat sich teilweise darum bemüht, die Tiefenstruktur der Erzählungen ihrer Patienten zu erschließen und sozusagen unveränderliche Kerne von Patientenmythologien zu formulieren – wie etwa den Ödipuskomplex. Konstruktivistische, narrative und psychoanalytische Therapieansätze arbeiten teilweise an einer Neu-Ko-Erzählung der Patienten-Subkodes.

■ Geringe Formbarkeit kognitiver Landkarten

Die Grundzüge der kognitiven Landkarten der Einzelperson hält Barkow für ähnlich unveränderlich (durch kulturellen Wandel) wie die Subkodes. Die Art und Weise, wie Menschen ihre Welt repräsentieren, wird in der frühen Kindheit entwickelt und folgende hoch organisierte kognitive Strukturen bauen darauf auf. Barkow versteht unter den sozialen kognitiven Landkarten auch die grundlegende Strukturierung der Beziehungen des Einzelnen, die wie in psychoanalytischen Ansätzen einer frühkindlichen Prägung (Objektbeziehungstheorien) unterliegen.

■ Formbarkeit von Subplänen und Subzielen

Andererseits unterstützt die natürliche Selektion die Tendenz, Subpläne und Subziele stets weiterzuentwickeln und zu ändern, um in sich ändernden Umwelten bessere Wege zu finden, um adaptive Endziele zu erreichen. Kulturen unterscheiden sich deshalb in erster Linie hinsichtlich des Umfangs, mit dem sie Unterpläne und Unterziele anbieten. Dieses Angebot sieht in verschiedenen Zivilisationen oder Gesellschaften und historischen Zeiträumen teilweise deutlich unterschiedlich aus – etwa das Unterziel, Leistung zu erbringen. Leistungsorientierung wird jedoch von Nickel und Egle (1999) als ein Faktor ihres Modells der Pathogenese somatoformer Schmerzstörungen diskutiert.

■ Kultureller Informationspool

Unterziele und -pläne, die funktionieren, werden im Informationspool einer Kultur gespeichert. Kulturen sind jedoch dynamisch, es besteht ein ständiger Wettstreit zwischen Unterzielen und -plänen, die von Menschen erfunden und verändert werden. Diese Subpläne und -ziele schlagen sich beim Einzelnen als je unterschiedliche Copingstrategien nieder.

Grundlegende Ziele (primäre Bedürfnisse und Motive) und grundlegende Pläne wurden durch natürliche Selektion in unsere Psyche eingebaut. Trotzdem können maladaptive Verhaltensweisen in einer Kultur entstehen: Information wird fehlerhaft übermittelt, Umwelten mögen sich ändern, sodass einst adaptive Verhaltensweisen maladaptiv werden. Es mag maladaptive Nebenwirkungen sonst adaptiven Verhaltens geben.

Barkow nimmt an, dass sich die Aufmerksamkeit, die wir bestimmten kulturellen Inhalten und Verhaltensweisen widmen, teilweise unserer willentlichen Kontrolle entzieht. Die Entwicklung von Unterzielen und -plänen ist deshalb begrenzt durch verschiedene Lern-Bias.

Evolutionäre Aspekte der Pathogenese somatoformer Schmerzstörungen

Abschließend skizziert die Abbildung 1 einige Aspekte einer evolutionären Perspektive auf die Pathogenese somatoformer Schmerzstörungen. Das Model lehnt sich an den Entwurf von Nickel und Egle (1999) an.

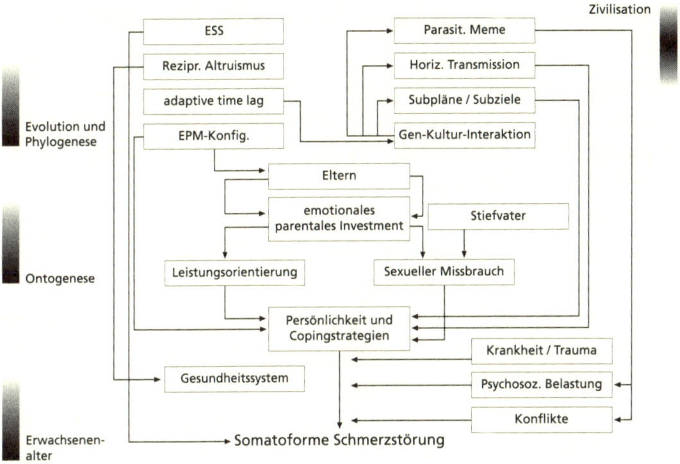

Abbildung 1: Evolutionäre Aspekte eines pathogenetischen Modells somatoformer Schmerzstörungen

Die einzelnen Aspekte sollen als Hypothesen oder Fragen formuliert werden, um den heuristischen Wert einer evolutionären Perspektive zu verdeutlichen.

Lassen sich Aspekte somatoformer Störungsbilder als evolutionär stabile Strategie beschreiben?

Versteht man das Gesundheitssystem als reziprok altruistische Gemeinschaft, so lässt sich fragen, inwiefern evolvierte psychische Mechanismen der Betrugs- und Ausbeutungsdetektion bei der Diagnose somatoformer Schmerzstörungen eine Rolle spielen:

- Fühlen sich die Patienten durch ihre Lebenssituation ausgebeutet und klagen nun Wiedergutmachung durch das Gesundheitssystem ein?
- Empfinden die Behandler gegenüber den Patienten moralische

Aggressionen aufgrund der vorgetragenen (unglaubwürdigen) Pflegeforderungen?
- Reagieren Angehörige oder die Öffentlichkeit eventuell mit moralischen Aggressionen in Abhängigkeit von zur Verfügung stehenden Ressourcen?
- Kommen verschiedene EPM-Störungskonfigurationen als je unterschiedliche Ursachen für die Ätiologie somatoformer Schmerzstörungen in Frage: »upstream«-Koordinationsfehler, entwicklungsbedingte Modul-Defekte, Störung diachroner Module?

Verschiedene evolutionäre Kulturtheorien liefern mögliche Ausgangspunkte zur Erörterung der Rolle der Kultur in Koevolution mit der Natur bei der Entstehung und Aufrechterhaltung somatoformer Schmerzstörungen:
- Inwiefern trägt der »time lag« zwischen angestammter und aktueller Umwelt direkt zur Entstehung chronischer Schmerzen bei oder bietet unserer mentalen Architektur (etwa unserem Affektsystem) eine Umwelt, die zu Belastungen führt, die in der Folge zu einer Schmerzsymptomatik beitragen?
- Bietet die Zivilisation einen Pool an Plänen und Subplänen, die eventuell bestimmte Pathologien befördern (hohe Leistungsmotivation, Sich-Aufopfern für die Familie)?
- Breiten sich nachteilige kulturelle Vorstellungen und Verhaltensweisen wegen der Zunahme horizontaler kultureller Transmissionen in einer Zivilisation wie der modernen Informationsgesellschaft schneller aus? Werden soziale oder emotionale Austauschsysteme instabil, da sich Wertesysteme schneller ändern?
- Einige Ideen unserer Kultur lassen sich eventuell als parasitäre Meme verstehen, die eine evolutionär ungünstige Bilanz bei ihren Wirten generieren. So sind einige Lebensentwürfe nur mit einem Raubbau an der eigenen Biologie (Physiologie, Emotionen, Motivationen) zu verfolgen.

Insgesamt versuchen die skizzierten neuen Ansätze einer »Evolutionären Psychopathologie« zu klären, wie evolvierte Mechanismen Dysfunktionen generieren können, die als pathologische Störungsbilder beschreibbar sind. Die vorgestellten Konzepte liefern unterschiedliche Perspektiven auf die Ätiologie und das Zusammenspiel mit der jeweiligen Zivilisation sowie auf die Untersuchung gestörter mentaler Architekturen.

Literatur

Asendorpf, J.-B. (2002): Die Persönlichkeit als Lawine: Wann und warum sich Persönlichkeitsunterschiede stabilisieren. In: Jüttemann, G.; Thomae, H. (Hg.), Persönlichkeit und Entwicklung. Weinheim, S. 46–72.

Barkow, J. (1989): Darwin, Sex and Status. Biological Approaches to Mind and Culture. Toronto.

Baron-Cohen, S. (1995): Mechanical, behavioral, and intentional understanding of picture stories in autistic children. British Journal of Developmental Psychology 4: 113–125.

Baron-Cohen, S.; Leslie, A.; Frith, U. (1985): Does the autistic child have a theory of mind? Cognition 21(1): 3–46.

Birbaumer, N.; Schmidt, R.-F. (1996): Biologische Psychologie. Berlin.

Bischof, N. (1996): Das Kraftfeld der Mythen – Signale aus der Zeit, in der wir die Welt erschaffen haben. München.

Blackmore, S. (2000): Die Macht der Meme oder die Evolution von Kultur und Geist. Heidelberg.

Blaffer-Hrdy, S. (2000): Mutter Natur. Die weibliche Seite der Evolution. Berlin.

Blair, J.-R. (1995): A cognitive developmental approach to morality: investigating the psychopath. Cognition 57: 1–29.

Boyd, R.; Richerson, P.-J. (1985): Culture and the Evolutionary Process. Chicago.

Buss, D.-M. (1999): Evolutionary Psychology: The New Science of the Mind. Boston.

Cosmides, L.; Tooby, J. (1987): From evolution to behavior: Evolutionary psychology as the missing link. In: Dupre, J. (Hg.), The Latest on the Best: Essays on Evolution and Optimality. Cambridge, S. 277–306.

Cosmides, L.; Tooby, J. (1992): Cognitive adaptations for social exchange. In: Barkow, J.; Cosmides, L.; Tooby, J.; The Adapted Mind: Evolutionary Psychology and the Generation of Culture. New York, S. 163–228.

Cosmides, L.; Tooby, J. (2000): Evolutionary Psychology and the emotions. In: Lewis, M.; Haviland-Jones, J. M. (Hg.), Handbook of Emotions. 2. Aufl. New York.

Crawford, C. (1998): The theory of evolution in the study of human behavior: an introduction and overview. In: Crawford, C.; Krebs, D., Handbook of Evolutionary Psychology. Mahwah, S. 3–42.

Daly, M.; Wilson, M. (1988): Homicide. New York.

Dawkins, R. (1976): The Selfish Gene. New York, 1989.
Dennett, D.-C. (1997): Darwins gefährliches Erbe. Hamburg.
Dennett, D.-C. (1990): The origins of selves. Mind and brain- perspectives in theoretical psychology and the philosophy of the mind. Center for Interdisciplinary Research, Report No. 14. Bielefeld.
Dunbar, R. (1998): Klatsch und Tratsch. Wie der Mensch zur Sprache fand. München.
Eibl-Eibesfeldt, I. (1997): Die Biologie des menschlichen Verhaltens. Grundriss der Humanethologie. 3. Aufl. München.
Gigerenzer, G. (2001): The adaptive toolbox. In: Gigerenzer, G.; Selten, R. (Hg.), Bounded Rationality: The Adaptive Toolbox. Cambridge, S. 37–50.
Janicki, M.; Krebs, D.-L. (1998): Evolutionary Approaches to culture. In: Crawford, C.; Krebs, D-. L.; Handbook of Evolutionary Psychology. Mahwah.
Lumsden, C.-J.; Wilson, E.-O. (1981): Genes, Mind, and Culture: The Coevolutionary Process. Cambridge.
McGuire, M.; Fawzy, F.; Spar, J.; Weigel, R.; Troisi, A. (1994): Altruism and mental disorders. Ethology and Sociobiology 15: 299–321.
Miller, G.-F. (2000): How to keep our meta-theories adaptive: Beyond Cosmides, Tooby, and Lakatos. (Commentary on Tim Ketelaar & Bruce Ellis). Psychological Inquiry.
Miller, G.-F. (2001): Die sexuelle Evolution: Partnerwahl und die Entstehung des Geistes. Heidelberg.
Mineka, S; Tomarken, A. (1989): The role of cognitive biases in the origins and maintenance of fear and anxiety disorders. In: Nilsson, L.; Archer, T. (Hg.), Aversion, Avoidance and Anxiety: Perspectives on Aversely Motivated Behavior. Hillsdale, NJ, S. 195–221.
Murphy, D.; Stich, S. (2000): Darwin in the madhouse: evolutionary psychology and the classification of mental disorders. In: Carruthers, P.; Chamberlain, A. (Hg.), Evolution and the Human Mind. Modularity, Language and Meta-Cognition. Cambridge, S. 62–92.
Nesse, R.-M.; Williams, G.-C. (1998): Warum wir krank werden. Die Antworten der Evolutionsmedizin. München.
Nickel, R.; Egle, U.-T. (1999): Therapie somatoformer Schmerzstörungen. Manual zur psychodynamisch- interaktionellen Gruppentherapie. Stuttgart.
Rowe, D.-C. (1997): Genetik und Sozialisation. Die Grenzen der Erziehung. Weinheim.
Saß, H.; Wittchen, H.-U.; Zaudig, M. (1996): Diagnostisches und statistisches Manual psychischer Störungen, DSM IV. Göttingen.
Shorter, E. (1999): Von der Seele in den Körper. Die kulturellen Ursprünge psychosomatischer Krankheiten. Reinbek.
Tooby, J.; Cosmides, L. (1990): On the universality of human nature and the uniqueness of the individual: the role of genetics and adaptation. Journal of Personality 58: 17–67.

Tooby, J.; Cosmides, L. (1992): The psychological foundations of culture. In: Barkow, J.; Cosmides, L.; Tooby, J.; The adapted mind: Evolutionary Psychology and the Generation of Culture. New York.
Tooby, J.; Cosmides, L. (1995): Foreword to Mindblindness by Simon Baron-Cohen. MA Cambridge, S. xi-xviii.
Trivers, R. L. (1971): The evolution of reciprocal altruism. Quarterly Review of Biology 46: 35–57.

Elke Eva Janson

Drei Wünsche frei

Der Titel verweist auf einen Anamnesebogen, den ich als Körperpsychotherapeutin benutze und nach meinen Bedürfnissen zusammengestellt habe. Mit der letzten Frage dieses Anamnesebogens möchte ich Folgendes erfahren: »Wenn Sie jetzt, wie im Märchen, die Möglichkeit bekämen zu wählen – Sie haben drei Wünsche frei –, welche drei Wünsche wären Ihnen dann für Ihr Leben die Wichtigsten?«

Meistens beschäftigen sich die Antworten mit Wünschen nach Glück, guten und liebevollen Beziehungen, Gesundheit und körperlichem Wohlbefinden. Wobei die guten Beziehungen und das uneingeschränkte Wohlbefinden, manchmal gewünscht als körperliche Leichtigkeit, in diesem Moment den Patienten wie ein besonderer Reichtum erscheinen.

Was kennzeichnet gute und gelungene Beziehungen?

Der Ausdruck gute Beziehungen meint sowohl den bewussten Umgang und die aufmerksame Achtsamkeit in der Pflege des eigenen Körpers als auch das erfolgreiche In-Beziehung-Stehen zu den Mitmenschen.

Was hat sich mit fortschreitender Zivilisation für die Körperlichkeit geändert? Der Begriff Zivilisation ist immer schon dort in spezieller Weise vorhanden gewesen, wo Menschen miteinander Beziehungen eingehen. Zivilisation beinhaltet Bedeutungskomponenten von Verfeinerung, Vielfalt und Reichtum. Kultur als Verfeinerung, im Gegensatz zum Groben, vielleicht Undurchdringlichen. In der Therapie umgesetzt als Ausdruck in Geste, Mimik, Sprache. In Gebärde, Bild, Gesang. Erlebbar in Bewegung und Tanz.

Wo Zivilisation sich differenziert, kann es auch zu Zivilisationsschäden kommen. Therapie vervollständigt hier die bislang fehlenden Möglichkeiten zur Unterstützung, die die Klienten oft schon ansatzweise benennen können, um damit Hilfe in dem von ihnen zu bewältigenden Alltag zu bringen, ein Stück »Lebenskunst«.

Was sind die Ursachen in unserer Hochkultur, bezogen auf die Problematik »Chronischer Schmerz«? Hier erkennen wir, dass die Frage »Wie wird der Zusammenhalt der Gruppe, die aus Stärkeren und Schwächeren besteht, zur Lebensqualität und Produktivität aller genutzt?« vor allem auch eine Frage der guten und friedfertigen Beziehung ist.

Wie ausführlich pflegen wir unseren Körper, wie bilden wir ihn aus? Wie umfassend sind wir informiert über die optimalen Bedingungen und Voraussetzungen zu guter Leiblichkeit? Wenn wir unsere Informationsgesellschaft betrachten, liegt es nah, an den informierten Körper zu denken. Aber besser wäre es – und es wäre dazu ein lohnendes gesundheitsbezogenes Ziel unserer Gesellschaft –, die integrierte Leiblichkeit der Menschen zu fördern.

Schmerzen sind in erster Instanz ein Warnsignal – bei längerer Dauer ein eindeutiges Zeichen, dass etwas im Körper in Unordnung geraten ist. Anfangs kennen wir die genauen Ursachen nicht. Manchmal werden die Hinweise des Körpers übergangen, vielleicht nicht Ernst genommen. Chronischer Schmerz ist der Hinweis auf bestimmte Verhaltensweisen, die zu wenig ausgebildet oder gepflegt werden. Oder auf andere Verhaltensweisen, die zu stark kultiviert sind und dadurch keine Veränderung oder Erneuerung erfahren.

Welche Aktivitäten des Leibes lassen sich nicht länger kompensieren und sind jetzt als andauernd schmerzhafter Zustand so sichtbar und beredt?

Ann Weiser Cornell, die mit der Methode des Focusing dem Körper eine Stimme gibt, schreibt in dem Vorwort zum Buch »Schmerzen lindern« von Bärlocher (2002):

»Dem Schmerz eine Stimme zu geben und dem zuzuhören, was er zu sagen hat: Das ist ein radikaler Schritt. Damit wird unsere gewöhnliche Art, an Gefühle und Schmerzen heranzugehen, umgekehrt. Das bringt Erfolge und günstige Entwicklungen mit sich, die weit über die Schmerzfreiheit hinausgehen. In einer fruchtbareren Beziehung mit sich selber zu stehen, ist wesentlich für gute Beziehungen mit anderen, in einer friedvollen Welt.«

Wenn ich über gelungene oder misslungene Beziehungen und Chronischen Schmerz nachdenke, dann steht im Vordergrund das Krankheitsbild der Klientin. Aber wir dürfen nicht vergessen, dass es auch Faktoren gibt, die bis zum Zeitpunkt der Erkrankung getragen haben. In jeder persönlichen Entwicklung gibt es auch protektive Faktoren und Prozesse, durch die traumatisierende Erfahrungen gemildert oder eine bestimmte Zeit lang kompensiert werden konnten.

Hier klingt eine zentrale Idee der erweiterten Krankheitslehre der Integrativen Leib- und Bewegungstherapie (H. G. Petzold) an. Unter belastenden Entwicklungsbedingungen sind auch eine ganze Reihe protektiver Faktoren wirksam. Sie reduzieren Ohnmachts- und Wertlosigkeitsgefühle und kompensieren adversive Ereignisse. Protektive Faktoren sind salutogenetisch wirksam und fördern Gesundheit, Wohlbefinden und Weiterentwicklung.

Andererseits wird im therapeutischen Alltag immer wieder deutlich, dass es in der späteren Lebensgestaltung unserer Patienten oft gerade die ehemals protektiven inneren Einstellungen und Haltungen sind, die das Erlebens- und Verhaltensrepertoire in einer quälenden Weise einengen.

Chronischer Schmerz ist also nicht nur ein Signal von Mangel und beständig repetierendem Feststecken in schädlichem Verhalten, sondern vielmehr auch ein Weglassen oder Vermeiden von Gewünschtem oder dringend Notwendigem. Oftmals das Weglassen oder Vermeiden der Änderung, im Besonderen der Änderung im eigenen Selbstbild.

Hauptsächlich arbeite ich mit dem Ansatz der Integrativen Leib- und Bewegungstherapie, die aber auch das Fokussieren auf bestimmte Impulse, Stimmungen oder Gefühle kennt. Durch übende, wiederholende Sequenzen wird ein ins Erleben zurückbringender oder aktivierender Auftrag erfüllt. Mein besonderes Augenmerk und Fingerspitzengefühl dient der Differenzierung in der Eigenwahrnehmung meiner Patientinnen.

In der Leibdiagnostik der Integrativen Leib- und Bewegungstherapie sind wir auf folgende Indikatoren von neurotischen Strukturen gerichtet:

- Mangel oder Verzerrung von Wahrnehmung oder Sensibilität,
- Abspaltung im Erleben des Leibes oder von Leibregionen,
- Störungen im Atemmuster,
- muskuläre Verspannungen und Erschlaffungen,
- blockierte, eingeschränkte und verzerrte Bewegungen,
- Schmerzgefühle und Misssensationen, für die eine »somatische Ursache« (Unfall, Erkrankung) nicht gefunden werden kann,
- Polarisierung, das heißt Verspannung auf Grund gegengerichteter muskulärer Impulse.

Wie nutzen drei Möglichkeiten, die aufgeführten Störungen zu diagnostizieren:

- durch Fokussieren der Awareness (Spüren),
- durch Experimentieren mit Awareness, Atem und Bewegung,
- durch Explorieren des Körpers durch die Therapeutin (zum Beispiel die Hand auf eine angespannte oder schmerzende Stelle legen).

Folgende Schwerpunkte in der Leibtherapie sind für unsere Arbeit von Bedeutung:

- die funktional-übungszentrierte Modalität, die im Wesentlichen durch Atem-, Entspannungs- und Bewegungstherapie geleistet wird,
- ebenso die erlebniszentrierte Arbeit, bei der unter anderem noch Bewegungsimprovisationen dazu kommen und
- die konfliktzentrierte Modalität der Arbeit, durch die die Atem-

und Bewegungstherapie einen mehr biografisch ausgerichteten Akzent erhält.

Neben den orthopädischen Praxen sind es in aller Regel die physiotherapeutischen Praxen, in denen die Patienten mit chronischen Schmerzen ihre Behandlungen beginnen. Zwar gibt es hier auch funktional-übungszentrierte Arbeitsweisen, vielleicht auch erweiternde erlebniszentrierte Ansätze, über Atemarbeit und Entspannungsverfahren, aber eine Reflexion auf einen konfliktzentrierten persönlichkeitsbezogenen Hintergrund der chronischen Schmerzdynamik kann hier nicht geleistet werden.

Sehen und Gesehen werden, das heißt Augenkontakt, Blickkontakt. Das heißt Zweierbeziehung, die Erweiterung in ein bezogenes, auf Austausch angelegtes System. »Sich riechen können«, sich begegnen, dies erlaubt eine kurze, aber deutliche Wahrnehmung vom jeweiligen Gegenüber.

Ein Akt, sich auf den anderen Menschen zu beziehen. Es gibt Eigenes, Vertrautes, aber auch Unvertrautes, Fremdes zu spüren. In Beziehungen oder in der Gruppe entsteht die Vorstellung oder ein Wunsch nach gemeinsamen Aktivitäten und Handlungen, die gleichwohl die Selbstständigkeit im Leben mit einschließt.

Hier werden Wahlmöglichkeiten deutlich. Zum Beispiel verfolge ich Ziele in und mit der Gruppe; wie beziehe ich mich auf meine eigenen Wünsche?

Was ist die Lösung, wenn mir beides, gemeinsame und eigene Wünsche, wichtig erscheint? Überlegungen von Bejahung und Verneinung, im körperlichen Kontext häufig gelöst durch das Thema Zuwendung und, sein Äquivalent, Ablehnung, beides wird erlebbar, auch spürbar. Aber nicht nur die Eckpunkte des Für und Wider erzeugen Spannungen, obwohl diese Spannungen als Lösungsversuch bevorzugt werden – oder die Orientierung an den Polen.

Was passiert im Leib, wenn die Überlegungen ambivalent ausfallen? Welche Lösung wird gefunden, wenn die Gefühle zwischen unterschiedlichen Polen hin- und herschwanken?

In unserer zivilisierten Welt wird dieses Dilemma oft durch allzu starke Anspannungen im Körper zum Ausdruck gebracht, der dann permanent schmerzt. Im Besonderen durch Anspannungen in den Bereichen Herz, Brustraum, Nacken-Schulter-Arm, aber auch durch Schmerzen im Beckenraum, im Bereich der Beine und der Lendenwirbelsäule.

Die Fragen nach den körperlichen Kompetenzen, der Mobilität, der Geschicklichkeit und Ausdrucksfähigkeit sowie der Attraktivität beziehen sich immer auf die Leiblichkeit. Leiblichkeit ist eine wichtige, vielleicht die wichtigste Säule unserer Identität. Die Menschen, die mit häufig wiederkehrenden, chronischen Schmerzen in die Praxis kommen, erleben hier eine ernste Störung.

Mindestens ein tragender und stützender Pfeiler der Identität unserer Klientin ist ins Wanken geraten. Die Praxiserfahrung zeigt, dass sich hier, vereinfacht gesprochen, Gefühle der Ablehnung oder des Nicht-ganz-einverstanden-Seins signalisieren.

Ambivalente Gefühle, Regungen, die im Konflikt miteinander stehen, werden aber genauso verursacht, wenn wir am eigenen Leib nach Strategien suchen, Vertrautes und Befremdliches in uns zu beantworten. Wenn die Eindrücke und Empfindungen zwar erlebbar und spürbar sind, aber noch nicht zu gezielten Handlungen führen oder letztlich einen entsprechenden Ausdruck erhalten.

Hier werden wir konfrontiert mit dem nicht sofort Sichtbaren, einem etwas Inner- oder Zwischenmenschlichen, etwas, was mit Mensch und Natur oder der Natur des Menschen innerhalb der Kultur, also der Gemeinschaft zu tun hat. Hier erhalten wir einen Hinweis, wie Menschen sich auch beziehen. Eine Vorstellung von Anbindung, die ideeller Art ist, die mehr im Bereich der Fantasie und der Gefühle anzusiedeln ist.

Und gerade diese nicht sichtbaren Auseinandersetzungen, die schwer zu beschreibenden Aktivitäten im Dazwischen: In der Körperpsychotherapie verwenden wir den Begriff der Affekte, die Physiotherapie versucht, Definitionen von »Wirkorten« therapeutischen Geschehens zu beschreiben. Gemeint sind die Unruhen in den Beziehungen zu den Menschen, den Göttern oder der Umwelt. Sie sind es oft, die unsere inneren und äußeren Bewegungen motivieren. Teilweise im alltäglichen Geschehen bewusst gesteuert, aber teilweise auch von unbewussten Vorstellungen und Fantasien mobilisiert.

Hier gibt uns Rainer Sandweg mit seiner Erläuterung des »somotovisceralen Afferenzmodells« eine anschauliche Vorstellung:

»Im Verständnis psychosomatischer Fehlregulationen ist die Frage besonders interessant, wann und unter welchen Bedingungen Affektzustände bewusst werden. Offenbar werden nicht alle, wahrscheinlich nicht einmal die meisten affektiven Regulierungsvorgänge bewusst. Wer zum Beispiel ›weiß‹ schon, dass sein Blutdruck bei Aufregung steigt oder wann seine Herzfrequenz sich beschleunigt?« – »Wenn wir psychosomatische Symptome als fehlgeleitete körperliche Funktionen auffassen, müssen wir uns mit der Tatsache vertraut machen, dass es nicht nur der unbewusste Konflikt an sich ist, der krank macht, sondern auch und besonders eine Störung seiner Wahrnehmung und Verarbeitung. Ein großer Teil des Problems liegt also außerhalb der Möglichkeiten der sprachlichen Verständigung. Was aber bedeutet Empathie, wenn das zu Verstehende nicht mehr nur ›Text‹, also eine sprachliche Mitteilung ist, sondern körperlicher Ausdruck, der in seiner Beziehung zum zugrunde liegenden Konflikt (Stimulus) vom Betroffenen wenig oder gar nicht verstanden werden kann?« (Sandweg 2002).

Nicht zuletzt wegen der erlebbaren Verstrickung in widersprüchliche Haltungen ist mir das Thema Kontakt-Begegnung-Beziehung in Bezug auf die Patienten mit chronischem Schmerz in meiner Arbeit ein sehr zentrales. Vor diesem Hintergrund ist es selbstverständlich, immer wieder in der therapeutischen Situation zu reflektieren: Wie ist die Beziehung zwischen mir und meiner Patientin? Die stille Beantwortung dieser Frage reflektiert auf Gegenübertragungsphänomene, die in der Körperpsychotherapie auch eine symptombezogene, das heißt eine körperliche Ebene aufweisen.

Das kann sich in einem Erschauern vor Mitgefühl, in einem Erstarren vor Zurückweisung oder in einem Zu-Tränen-gerührt-Sein bei der Therapeutin bemerkbar machen, noch bevor die Klientin diese Gefühle realisiert hat. Das kann im Körperkontakt bei der Patientin ein schmerzendes linkes Schulterblatt sein, das mit aller Anstrengung die Angst und Traurigkeit fern hält, um Gefühle der Überforderung nicht zuzulassen. Manchmal auch eine Spannung des Nackens, die sich verdichtet und gewappnet wie ausgestopft anfühlt und die ausdrückt: »Ich bin souverän und schaffe das allein.«

Ebenso die Frage: »Wie gestalten sich die Beziehungen außerhalb des therapeutischen Settings?« Was weitere Hinweise auf tatsächlich ausgetragene Konflikte zulässt. Nicht zuletzt: »Welchen Einfluss haben die Beziehungen auf den chronischen Schmerzzustand, mit dem die Klientin zu mir kam, und umgedreht, welche Bedeutung hat der Schmerz für die Beziehungen?«

Weitere Antworten und Beschreibungen zur Leiblichkeit der Klientin bekomme ich durch meinen Anamnesefragebogen, den ich als inneren Leitfaden zum Erstinterview sowie auch den folgenden Stunden im Hinterkopf habe.

Anamnesebogen

Familienanamnese

Vater	Alter	Beruf	Temperament
Mutter	Alter	Beruf	Temperament

Auf welche Körperseite würden Sie die Eltern platzieren?

Geschwister
Soziogramm
Großeltern
Atmosphären und Beziehungsmuster
Körperbefunde der Ahnen

Persönliche Anamnese

Geburt
Frühkindliche Entwicklung   Verhalten und Erleben

Psychomotorische Entwicklung
Sprache
Schule/Gruppen
Pubertät
Erste Beziehung
Aktuelle Beziehungen
Krankheiten   Unfälle   Haltungskorrekturen
»Fünf Würden«

Beschwerdeanamnese

Körperbefund (aktuell) des Patienten
Atmung
Stimme
Wichtigste Körpererfahrung
Schwierigste/schlimmste Körpererfahrung
Lieblingskörperteil/Körperregion
Was kann ich besonders gut
Was fällt mir schwer
Was kann ich gar nicht
Schmerzen
Seit wann
In welchem Zusammenhang
Was haben Sie bisher unternommen? Wie haben Sie versucht, damit fertig zu werden?

Welche Erfolge haben Sie erzielt? Wodurch am besten?

Früheste Erinnerung

»Drei Wünsche frei«

Neben den Fragen zum Soziogramm (»Wie war der Standpunkt und die Einbindung zu Eltern, Geschwistern und Großeltern?«), auch die Rubriken: Körperbefunde der Ahnen und das Erfassen der Atmosphären, in denen die Beziehungen stattfanden, heute noch stattfinden und weitergeführt werden.

Bei der persönlichen Anamnese sind mir sowohl die Geburt, die frühkindliche Entwicklung, das Verhalten und Erleben in der Kindergruppe und die psychomotorischen Erfahrungen wichtig. Das Eingebundensein während der Schulzeit in die Gruppe von Gleichaltrigen, die Entwicklung in der Pubertät und die erste sexuelle Beziehung, an die sich die Frage nach der momentanen Beziehung anschließt.

Krankheiten, Unfälle oder Haltungskorrekturen, auch Operationen, die den Körper und die Leiblichkeit verändert oder traumatisiert haben, sind für mich von Bedeutung. Denn sie können Informationen über die Verarbeitung und Integration solcher Ausnahmesituationen geben.

Die letzte Zeile der persönlichen Anamnese bezieht sich auf die »Fünf Würden« des Menschen, womit ich die Möglichkeiten der Grundbewegungsaktivitäten von Liegen, Sitzen, Stehen, Gehen und Tanzen erfrage, erfasse und begutachte.

Als dritte große Rubrik setze ich die Beschwerdeanamnese: »Mit welchen Beschwerden und Wünschen kommt die Patientin heute in die Behandlung?«

Im Besonderen achte ich auf die Atmung, Atembewegungen mit Volumen und Tempo. Aber mehr noch, wie die Atmung ins Sprechen und in den Klang der Stimme übernommen wird. Auch hier bekomme ich schon deutliche Hinweise auf Nuancen, wie gepresst, mit Nachdruck, ohne Punkt und Komma, monoton oder stockend. Nicht selten auch Gestimmtheiten, wie klagend, aggressiv, vorwurfsvoll oder weinerlich. Bezogen auf die beginnende therapeutische Beziehung und den Anfang der zu erzählenden Lebensgeschichte sind dies bedeutsame und für die Behandlung hilfreiche Hinweise.

Weiter erfrage ich die wichtigsten, die schwierigsten und die schlimmsten Körpererfahrungen. Ob es Körperteile oder Körperregionen gibt, die bevorzugt sind, als besonders schön, angenehm oder attraktiv eingeschätzt werden, erfahre ich oft schon aus Berichten der Klienten. Ich habe aber auch im Verlauf der Therapie weitere Möglichkeiten, in der Körperarbeit über Darstellung, Ausdruck oder kreative Medien wie Zeichnen, Malen und gegebenenfalls mit Ton modellieren, konkretere Berichte zu erhalten.

Auch unaufgefordert kommt mir oft schnell zu Ohren, welche Körperteile oder Regionen als ungeliebt, unattraktiv, gar hässlich eingestuft werden. Die Frage nach der Kompetenz und Geschicklichkeit im Körperlichen, nach sportlichen Aktivitäten, ist eng verbunden mit dem aktuellen Beschwerdebild und dadurch schon häufig ausführlich erwähnt. Natürlich interessiere ich mich für den bisherigen Verlauf der Schmerzen. Ob und wodurch sich das Schmerzgeschehen beeinflussen lässt und was bislang unternommen wurde. Manchmal frage ich nach der frühesten Erinnerung.

Immer will ich wissen, was die Patientin wählen würde, hätte sie »Drei Wünsche frei«. Der Blick auf die protektiven Faktoren, die einerseits helfen, schwer erträgliche Situationen und Gefühle zu bewältigen, die andererseits aber auch eine einmal gewonnene Strategie an weiterer Differenzierung hindern können, hat mich auch auf die Idee gebracht, eine aktuelle Frage nach den drei wichtigsten persönlichen Wünschen mit in meinen Anamnesefragebogen aufzunehmen. Diese Antworten kann ich immer wieder zur aktuellen Überprüfung heranziehen, wie viel Mühe und Engagement von der Klientin zur Wunscherfüllung eingesetzt werden oder was zur Verhinderung der Wunscherfüllung verfolgt wird.

Eine Fallgeschichte

Frau M. ist Lehrerin für Kunst an einem Gymnasium einer hessischen Kleinstadt. Sie ist bei Beginn der Therapie, im April 2002, vierzig Jahre alt. Frau M. hat zwei Brüder, einen, der vier Jahre älter ist und einen zwei Stunden älteren Zwillingsbruder. Der Vater von Frau M. verstarb bereits 1995. Frau M. schildert ihn als ängstlich und unsicher. Sie erzählt, dass der Vater an einer starken Depression gelitten habe, dann völlig stumm und zurückgezogen im Zimmer gesessen habe, und ordnet dies zeitlich ihrer eigenen Pubertät zu. Die Mutter von Frau M. lebte bei Beginn der Therapie in einem Alten- und Pflegeheim in Norddeutschland. Sie war Alzheimerpatientin und verstarb im August 2002. Auch die Mutter wird als ängstlich und unsicher beschrieben, zudem wenig unterstützend und nur in geringem Maß körperlich zugewandt. Die Mutter arbeitete vor der Geburt der Kinder als Lehrerin.

Über das Einführungsgespräch entsteht ein erster Kontakt zwischen der Patientin und mir: »Ich komme zu Ihnen wegen Darmproblemen, auch habe ich oft Rücken- und Nackenschmerzen. Ich fühle mich so aufgebläht, mit viel Luft im Bauch, und mache mir oft viel Druck. Ich möchte mich selbst besser spüren«, schildert sie ihre Beschwerden, »aber ich weiß gar nicht, ob das alles etwas bringt.« An dieser Stelle erlebe ich eine erste Irritation im Kontakt, da ich gleichzeitig einen Wunsch nach Hilfestellung und Unterstützung höre und eine Infragestellung, ein Misstrauen, ob dies hier wohl der richtige Platz für sie sei.

Schon während des Gesprächs geht die rechte Hand oft unterstützend zum Hals, in die Kurve zwischen rechtem Ohr und rechter Schulter, die Patientin neigt dann den Kopf wie zum Anlehnen. Frau M., eine große Frau, sitzt, das linke Bein über das rechte geschlagen, zusammengekauert, sich selbst festhaltend im Stuhl. Ihre Stimme ist gepresst, die Atmung flach und schnell. Sie wirkt unruhig, wachsam und angespannt. Mein Erleben kreist um Themen wie: beäugt, bewertet, aber abgelehnt; gut genug, aber nicht zufrieden stellend; im Stuhl zusammengerollt, um gleich zu fliehen. Begegnung mit den unterschiedlichen, auch widersprüchlichen Gefühlen der Patientin wird auf diese Art und Weise möglich.

Bei mir selbst spüre ich meinen Rücken jetzt mehr belastet, im Besonderen den Raum zwischen den Schulterblättern. Gefühle von Bedrückung und ängstlichem Zurückweichen werden deutlicher. Ich registriere dies als Gegenübertragung, in diesem Moment ohne weitere Kommentare.

Üblicherweise biete ich nach dem Erstinterview eine Sequenz mit weiteren drei bis vier Stunden an, um danach einen verbindlichen Therapieplan zu vereinbaren. In der Regel dann für weitere 20 Stunden.

Frau M. bekommt merkbar schon Schwierigkeiten mit Aussicht auf dieses kleine, aber verbindliche Termingeflecht bis zur fünften Stunde. Die Antwort auf mein Angebot der weiteren Termine ist: »Ich komme, wenn ich es mir nicht in den nächsten zwei Stunden anders überlege.«

Ein Erschrecken und Zurückweichen vor dem Angebot des weiteren vertieften Kontakts wird hier sichtbar, eine Reaktion, die bei mir ein leises Erschrecken und einen Impuls von zu schnell, zu nah, zu viel für die erste Begegnung hinterlässt.

In dem Gespräch der folgenden Stunde, über das Leid der an Alzheimer erkrankten Mutter und das Leiden der Tochter, nicht mehr erkannt zu werden, kommt das Thema »Mutter sein« deutlicher zur Sprache. Plötzlich ist eine dichtere Vertrautheit vorhanden, die viel Gefühl und Nähe zulässt, obwohl doch noch eine Stunde vorher die Aussicht, sich in mehreren Schritten anzunähern, fast abgelehnt wurde. Ganz nah, ganz fern, präsent lebendig und zurückgezogen abweisend sind die Pole in der Beziehung, die hier spürbar und erlebbar wird. Beziehung – als dritte wichtige Qualität im gemeinsamen Therapiekontext. Dann, eine Stunde später, kommt das Problem der Impotenz des Freundes, mit dem Frau M. seit vier Jahren zusammenlebt, zur Sprache. Die im Alltag gelebte Beziehung wird thematisiert. Sie bewertet diese Lebenssituation als schwierig.

»Aber der Umgang miteinander ist so lieb und so verlässlich. Aber irgendwie fehlt mir auch etwas.« Manche Freundinnen beneiden sie um diesen Freund, wobei die bestehende Problematik meist verschwiegen bleibt. Ihren eigenen Kinderwunsch erlebte sie in der Vergangenheit nicht immer als eindeutig. Aber gleichzeitig gab es eine tragende Fantasie, dass sie bis Vierzig in einer eigenen Familie mit Kindern lebt. Jetzt, mit diesem Freund und mit Vierzig, habe sie das Gefühl, die Zeit laufe ihr davon.

Auf die Frage: »Was wurde bisher gegen die Beschwerden unternommen?«, berichtet Frau M. von einer zweijährigen Bioenergetikanalyse bis 1995 und beschreibt den Erfolg so: Die Körpergefühle waren verbessert, die Ängste geringer.

Die Möglichkeit der drei Wünsche beantwortet Frau M. mit:
- Gesundheit, im Sinne von körperlichem Wohlbefinden. Dass ich mich mit mir selbst wohl fühle, mir gut tue, nicht rauche und Sport treibe. Ich fühle mich oft so schlaff und unattraktiv.
- Glück: in einer glücklichen Beziehung zu leben, die erfüllend ist, zusammen mit Partner und Kindern.
- Zufriedenheit, als lebendigen Ausdruck in Beziehungen. Als innere Ruhe, ein Gefühl von richtig sein, den richtigen Platz zu haben. Das wäre Reichtum.

Ein Rückenritual – der eigene Stand – der eigene Hintergrund

In der geschilderten Therapiestunde setzte ich diese Übung an den Anfang unserer Bewegungssequenz. Circa 20 Minuten waren bereits im gemeinsamen Gespräch vergangen.

Frau M. berichtet in dieser Situation von den Ferien, die sie zur Hälfte ohne ihren Freund mit anderen Bekannten am Meer verbracht hat. Sie ist aber gleichzeitig darüber enttäuscht, weil sie es nicht mit sich allein ausgehalten hat, wie sie ursprünglich geplant hatte. In der vorangegangenen Behandlungsstunde wurde erstmals ernsthaft von Frau M. in Betracht gezogen, sich von ihrem Freund zu trennen. Gründe zu gehen sind der unerfüllte, dennoch ambivalente Kinderwunsch und das Fehlen einer grundlegenden, von ihr vermissten innigen Verbundenheit. Die Patientin fühlte sich in der Ferienzeit deutlich weniger ängstlich, eher selbstständiger und unabhängiger. Im Gegensatz zu anderen Stunden wirkt sie an diesem Tag sehr entschlossen, forsch vorangetrieben: »Es geht mir ganz gut, außer mein linkes Bein, die Hüfte schmerzt seit zwei Tagen.«

Meine Fantasie ist: Vielleicht sollte momentan auf die Kraft und Größe der Schritte geachtet werden. Ich teile ihr meine Gedanken mit, die aber erstmal wenig Resonanz bekommen. Wir beginnen den Bewegungsteil mit dem bereits bekannten Rückenritual.

Da das Stehen und der eigene Stand ebenso wie das Gehen ganz grundlegende Wahrnehmungen und Übungen in der Integrativen Bewegungstherapie sind, verwende ich diese basalen Muster der Bewegung gern, um die bewusstere Eigenwahrnehmung zu schulen. Zum besseren Erleben des Rückens, der Körperregion, die wir nie vor Augen haben, streiche ich dreimal hintereinander die gesamte rückwärtige Partie der Patientin von Kopf bis Fuß mit meinen Händen ab. Auch die Arme und Hände werden dabei integriert. Die Patientin steht dafür auf einem selbst gewählten freien Platz im Raum. Dabei soll auf alle Impulse, Regungen oder Fantasien, die im Kontakt und durch die Übung hervorgerufen werden, erst im Stillen geachtet werden, um sie im Anschluss zu benennen. Für die Wahrnehmungsverbesserung im körperlichen Erleben erhält die Klientin den Auftrag, auf Atmung und Muskelspannung zu achten. Das Erlebte sollte dann, um prägnanter zu werden, verstärkt in den Ausdruck transportiert und benannt werden. Wenn vorhanden, kann ein daraus folgender, nahe liegender Bewegungsimpuls zum Ausdruck gebracht werden. Von Bedeutung sind die präsenten Eindrücke des Gespürten und die entstandenen Ideen und Fantasien darüber.

In dieser Behandlung wird ein Drehen sichtbar, immer ein Hinweis auf einen gewundenen Impuls. Es handelt sich eindeutig nicht um ein geradeaus, um einen direkten Zugang. Der Impuls deutet etwas Gedrehtes, Zu- oder Abgewendetes an, »etwas biegen« kommt mir in den Sinn. Ebenso von Wichtigkeit sind die zuerst schwach empfundenen Impulse, die vergleichsweise schnell in den Hintergrund gedrängt werden.

Es zeigt sich der Wunsch nach Fortschreiten, Weitergehen. Eine forsch nach vorn gerichtete Schulter. »Wie ein Fels in der Brandung«, ist der erste Kommentar von Frau M.; »es fühlt sich an wie ein Sich-Bahn-Brechen durch eine entgegenströmende Menschenmenge.« Durchaus gewappnet, Aufprallendes abzufangen.

Mit diesem Bewegungsimpuls wird gut sichtbar, dass sie auf dem Weg ist, kraftvolle und energische Schritte in die Welt zu tun, aber offensichtlich mit Behinderungen rechnet oder sich selbst daran hindert. Das linke Bein kann aus einer solchen Position nicht weitergehen, weil es mit Standhalten beschäftigt ist. Standhalten gegen Widerstand und kraftvolles Weitergehen sind widerstreitende Impulse, die nun näher betrachtet werden können. Nun können Gefühle von Überforderung, Angst, Wut und Hemmung in einen neuen Bezug gesetzt werden. Das Hinterherhetzen und gleichzeitige Innehalten, bezogen auf den Kinderwunsch und die Lebenssituation mit diesem Freund, können, wenn auch schmerzvoll und traurig, nun in der therapeutischen Situation eingehender betrachtet werden.

Eigene Schritte – vorwärts und rückwärts geht es voran

Manchmal es ja gerade das Ausweichen auf die dann ganz funktional gesehenen Abläufe des Körpers und seiner Bewegungen, als könnten innere Impulse oder Haltungen von beschleunigtem Vorangetrieben-Sein, aber gleichzeitiger ängstlicher Zurückhaltung, rein durch Muskelfunktionsänderungen, zum Beispiel durch Kräftigung, überwunden werden.

Die Patientin überlegt, sich baldmöglichst in einem Fitnessstudio anzumelden.

In der darauf folgenden Stunde macht sie einen bedrückten und erschöpften Eindruck. Sie spricht erneut von dem Gefühl, »das bringt doch alles nichts«. Sie leide unter Atemnot, und der Hausarzt denke an die Diagnose Asthma, außerdem seien die Darmbeschwerden deutlicher und spürbarer geworden. In dieser Stunde ist die Motivation, die Übung »Vorwärts und rückwärts geht es voran« zu wiederholen, nicht sonderlich groß. Wenn auch erst ablehnend zögernd, so führen wir dann die Schritte dreimal vorwärts, einmal rückwärts aus. Schon beim ersten Zurückschreiten bemerkt Frau M., dass sie lieber zwei Schritte nach rückwärts gehen würde: »Die Bewegung nach rückwärts gefällt mir heute gut.« Sie wundert sich und lacht etwas unsicher. Ich gebe ihr zur Wahl, die Schritte nach ihrem Wunsch zu verändern. Sie probiert drei Schritte vorwärts und zwei rückwärts aus. Ganz schnell wird deutlich, dass der Rückwärtsschritt die Ruhe und das Einatmen, die Erholung und das Durchatmen verbessert. Aber gleichzeitig taucht das Gefühl auf, »Ich kann mir Rückschritte doch gar nicht erlauben. Ich habe doch schon zu viel Zeit in dieser Beziehung mit T. vergeudet. Der Kinderwunsch, der so selbstverständlich in meinem Leben bis vierzig geplant war, wenn auch nicht immer eindeutig von mir bejaht, ist nun so schwer zu realisieren.« Frau M. wird traurig, dennoch ist in dieser Traurigkeit auch eine Lösung, eine Erweiterung der Atmung. Das zwingende Voranstürmen beruhigt sich. Frau M. verknüpft die Bewegung mit ihrer momentanen Situation: »Mein Bestreben ist es, wegzukommen, mich vielleicht zu trennen. Ich habe aber auch große Angst vor dem Alleinsein. Aber auch vor dem Alleinsein ohne Kind. Mein Impuls ist ›schnell voran, vielleicht ist es schon zu spät‹. Aber ich weiß gar nicht, wohin.«

Fazit

Im vergangenen Jahr wurde eine Studie von Mitarbeitern des eqs-Instituts Karlsruhe und des Psychologischen Instituts der Universität Freiburg erarbeitet, die die psychischen Beeinträchtigungen in der stationären orthopädischen Rehabilitation darstellt. Diese Studie besagt, dass 62 Prozent der Patienten mit chronischen Rückenschmerzen depressive Symptome aufweisen, davon 21 Prozent eine Major Depression. Hier lässt sich ein Zusammenhang von chronischem Schmerzgeschehen und dem adäquaten Medikament Körperpsychotherapie nur noch schwer von der Hand weisen.

Diese therapeutische Arbeit, die eine entsprechende Ausbildung und Kenntnis voraussetzt, ist bei Patientinnen mit chronischen Schmerzen sogar in besonderem Maß indiziert, weil ein verbesserter Umgang mit der Leiblichkeit nur über differenzierte und gespürte Eigenwahrnehmung verändert werden kann.

Denn für das Wahrnehmen und Differenzieren von Gefühlen und Affekten, die Kommunikation darüber bis hin zur Variation und deutlichen Änderung, brauchen Menschen grundsätzlich Zeit für ihren individuellen Entwicklungsprozess.

Dass wir hier auf ein ernstes Problem der Finanzierung mit den derzeitigen Möglichkeiten innerhalb der Krankenkassen stoßen, muss ich nicht betonen. In den Genuss von Körperpsychotherapie kommen momentan tatsächlich nur motivierte, selbst zahlende Patienten, was sich allerdings deutlich zugunsten der Arbeitsatmosphäre in der Therapie auswirkt.

Es vermehren sich allerdings schon jetzt die Stimmen im Gesundheitswesen, die »Mehr Menschlichkeit statt Durchökonomisierung« fordern. Diese Forderungen von Ärzten und Therapeutinnen resultieren aus langjährigen Erfahrungen, dass gerade die chronisch degenerativen Erkrankungen in der Gesamtbevölkerung den höchsten Stellenwert einnehmen. Und völlig zu Recht wird die Forderung aufgestellt, dass die Veränderungen im Krankheitsspektrum bei der Definition des Versorgungsbedarfs berücksichtigt werden müssen. Dies trifft im Besonderen die Krankheiten des Stütz- und Bewegungsapparats, des Herz-Kreislauf-Systems, des zentralen Nervensystems und die psychischen Erkrankungen.

Diagnostik und Behandlung mit dem Ansatz der Integrativen Leib- und Bewegungstherapie tragen in besonderem Maß zur Verbesserung gerade dieser genannten Krankheitsbilder bei. Der von mir verwendete Anamnesebogen und im Speziellen die Betrachtung und Umgehensweise mit den eigenen Wünschen macht Widersprüche und Hindernisse bei der Verwirklichung der Wünsche deutlich. Dadurch werden der Patientin die bislang verwendeten Strategien klarer und spürbarer, was einen ersten Ansatz bietet, die chronischen Wiederholungen zu erkennen. Mit dieser Voraussetzung können Hinweise auf weitere Wiederholungen gegeben werden. Ein Schritt in die Veränderung wird möglich.

Literatur

Bärlocher, D. (2002): Schmerzen lindern mit Focusing. Bergisch Gladbach.

Sandweg, R. (2002): Tiefenpsychologische Gruppentherapie chronischer Schmerzen. In: Schirmer, K. P.; Bernardy, K.; Glettler, G. (Hg.), Interdisziplinäre Therapie chronischer Schmerzsyndrome der Bewegungsorgane. Blieskastel.

Die Autorinnen und Autoren

Cord Benecke, Dr. phil., ist Wissenschaftlicher Assistent am Institut für Psychologie der Universität Innsbruck.

Kathrin Bernardy, Dipl.-Psych., ist Psychologin an der Fachklinik für Psychotherapeutische Medizin in den Bliestal-Kliniken, Blieskastel.

Ulrich Tiber Egle, Prof. Dr., ist leitender Oberarzt an der Klinik und Poliklinik für Psychosomatische Medizin und Psychotherapie des Universitätsklinikums Mainz.

Nortin M. Hadler, M.D., FACP FACR FACOEM, ist Professor für Medizin und Mikrobiologie an der University of North Carolina at Chapel Hill/USA.

Elke Eva Janson ist Körperpsychotherapeutin und Physiotherapeutin in eigener Praxis in Wiesbaden.

Anke Kirsch, Dr. phil., ist Wissenschaftliche Assistentin am Fachbereich Psychologie der Universität des Saarlandes, Saarbrücken.

Rainer Krause, Prof. Dr. phil., ist Leiter der Arbeitseinheit Klinische Psychologie und Psychotherapie, Universität des Saarlandes, Saarbrücken.

Rainer Sandweg, Dr. med., Facharzt für Neurologie und Psychiatrie sowie für Psychotherapeutische Medizin, Psychoanlaytiker und Lehranalytiker, war Ärztlicher Leiter der Klinik für Psychosomatische Medizin in den Bliestal-Kliniken in Blieskastel.

Klaus-Peter Schirmer, Dr. med., ist Facharzt für Orthopädie und Rheumatologie sowie Psychotherapie. Er arbeitet als Oberarzt in der Orthopädischen Klinik der Waldburg-Zeil Kliniken in Isny/Neutrauchburg.

Matthias Schoof, Dr. med., Facharzt für Psychotherapeutische Medizin, Psychoanalytiker, ist Oberarzt in der Klinik Alpenblick in Isny/Neutrauchburg.

Frank Schwab, Dr., ist Wissenschaftlicher Assistent an der Arbeitseinheit Medien- und Organisationspsychologie der Universität des Saarlandes, Saarbrücken.

Edward Shorter ist Professor für Geschichte der Medizin und für Psychiatrie an der Medizinischen Fakultät der Universität Toronto/Kanada.

Boudewijn Van Houdenhove, Prof. Dr., ist Direktor der Psychiatrischen Abteilung des Universitätsklinikums Gasthuisberg in Leuven, Belgien.

Peter Winterhoff-Spurk, Prof. Dr., ist Leiter der Arbeitseinheit Medien- und Organisationspsychologie der Universität des Saarlandes, Saarbrücken.